통풍

평생 재발 없는 통풍 완치의 길

통풍 : 평생 재발 없는 통풍 완치의 길

초판 1쇄 발행 2015년 11월 10일
    2쇄 발행 2017년 5월 31일
    3쇄 발행 2019년 12월 10일

지은이 오가닉한의원 통풍연구소
펴낸이 장길수
펴낸곳 지식과감성#
출판등록 제2012-000081호

디자인 양보영
삽화 홍혜경
편집 이현
교정 이주영
마케팅 안신광

주소 서울시 금천구 벚꽃로298 대륭포스트타워6차 1212호
전화 070-4651-3730~4
팩스 070-4325-7006
이메일 ksbookup@naver.com
홈페이지 www.knsbookup.com

ISBN 979-11-5528-523-7(13510)
값 12,000원

ⓒ 오가닉한의원 통풍연구소 2015 Printed in Korea

잘못된 책은 구입하신 곳에서 바꾸어 드립니다.
이 책의 전부 또는 일부 내용을 재사용하려면 사전에 저작권자와 펴낸곳의 동의를 받아야 합니다.

이 도서의 국립중앙도서관 출판예정도서목록(CIP)은 서지정보유통지원시스템
홈페이지(http://seoji.nl.go.kr)와 국가자료공동목록시스템(http://www.nl.go.kr/kolisnet)에서
이용하실 수 있습니다. (CIP제어번호 : CIP2015029786)

홈페이지 바로가기

평생 재발 없는 통풍 완치의 길

통풍

痛風

• 오가닉한의원 지음

★★★★★

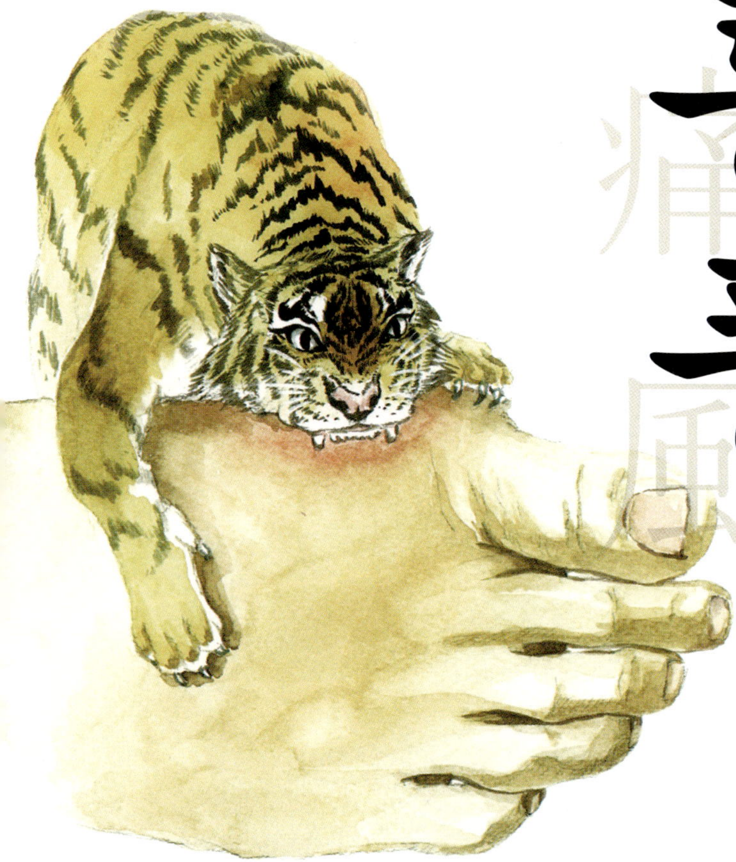

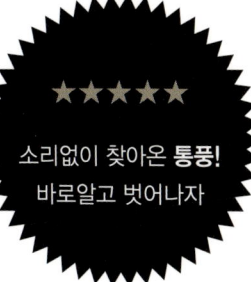

소리없이 찾아온 **통풍!**
바로알고 벗어나자

통풍, 이제는 치료할 수 있다!

통풍(Gout)은 고대로부터 잘 알려진 질환으로 한때 서양에서는 “Gout” 라는 말이 모든 관절염을 대표하는 명칭으로 쓰이기도 했습니다. 이 병은 주로 호의호식하는 부자와 권력가들에게서 나타난다 해서 “제왕의 병(Disease of the kings)”, 그 고통이 모든 병 중에서 가장 통증이 심하다고 해서 “병의 제왕(King of the diseases)”이라는 별명을 갖고 있지요.

Organic
오가닉한의원

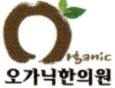

차례

1장
통풍 바로알기

1-1 통풍이란 무엇일까	10
1-2 통풍은 왜 생긴 것일까	11
1-3 통풍의 증상	13
1-4 퓨린과 요산	15
1-5 고요산혈증	18
1-6 통풍과 관련 질환	19

2장
통풍의 분류

2-1 급성 통풍성 관절염	26
2-2 만성 결절성 통풍	28

3장
통풍의 원인

3-1 적혈구의 연전현상	32
3-2 일반인의 연전현상	33
3-3 왜 양방에서 통풍 연구가 미흡한가?	37
3-4 통풍의 한의학적 접근	38
3-5 나는 왜 여기가 아플까?	40

4장
통풍의 진단

4-1 신체 검진	47
4-2 혈청 요산 수치	49

4-3 혈청 생화학 검사		50
4-4 혈구수치		51
4-5 소변검사		51
4-6 관절 활액 분석		52
4-7 방사선 촬영		52

5장
통풍의 치료

5-1 일반적인 통풍치료 방법과 한계		57
5-2 콜킨 바로알기		59
5-3 자이로릭 바로알기		60
5-4 수술요법		65
5-5 민간요법		65
5-6 통풍의 한의학적 치료		66
5-7 명현반응		68

6장
통풍 완치의 길

6-1 통풍 관리법		73
6-2 통풍과 생활습관		75
6-3 통풍에 좋은 음식		77
6-4 통풍에 안 좋은 음식		79
6-5 통풍과 운동		81
6-6 통풍과 술		82
6-7 통풍완치		86

7장
맺음말

7-1 현재 의사가 얘기해주지 않는 두 가지		91
7-2 오가닉한의원 통풍탕의 장점		93
7-3 생활 속에서 사용할 수 있는 민간요법		100
7-4 통풍 논문		102
7-5 환자 체험기		110

1장
통풍 바로알기

당신의 통풍이 몇 년이나 되었는지, 지금까지 얼마나 많은 자이로릭과 진통 소염제로 버텼는지 이제 저한테 하소연하시고 완치의 길로 가면 됩니다. 어렵지 않습니다.

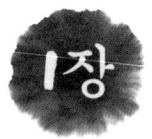

통풍 바로알기

오가닉한의원 대표원장 이원복입니다.
저는 현재까지 3,000명 이상의 통풍환자들을 치료하였습니다. 이 글을 읽는 여러분은 현재까지 많은 방법으로 통풍에서 벗어나려 노력했을 것입니다.

요산수치가 높다고 통풍진단을 받은 당신.
요산수치가 낮은데 편광현미경상 요산이 침착되어서 통풍확진을 받은 당신.
요산수치는 잘 모르겠지만 통증이 있어서 병원에서 통풍인 듯하다고 진단받은 당신.
요산수치도 높고 편광현미경상 요산이 침착되어서 통풍확진을 받은 당신.
술과 고기를 먹고 싶어서 안달이 난 당신.

포털사이트의 통풍관련 카페에서 좋다는 민간요법을 다 해 봤으나 소용없는 당신,
이미 다른 한의원에서 통풍관련 한약을 먹었으나 차도가 없었던 당신,
요산과 퓨린과 관련된 식이조절 때문에 사회생활이 힘든 당신……,

앞으로는 제가 여러분과 함께하겠습니다.

혹시 『소리 없이 찾아오는 극심한 고통 통풍』이란 책을 읽어 보셨나요? 일본의 통풍전문 의사가 쓴 2010년 책으로 2010년까지의 세계에서 나온 모든 통풍관련 논문을 모아서 근거중심의학으로 집필한 저서입니다. 결국 생활 관리에 대해 이야기하는 책입니다. 그리고 2013년에 'Acupuncture for gouty arthritis: a concise report of a systematic and meta-analysis approach'라는 제 논문이 RHEUMATOLOGY 라는 영국의 저널에 실리게 되었습니다.

이 논문으로 이제 당신은 통풍에서 벗어날 수 있게 되었습니다.

통풍완치란 일반인들처럼 식이조절과 생활 관리를 하지 않아도 다시 통풍이 재발하지 않는 것입니다.

당신의 통풍이 몇 년이나 되었는지, 지금까지 얼마나 많은 자이로릭과 진통 소염제로 버텼는지 이제 저한테 하소연하시고 완치의 길로 가면 됩니다. 어렵지 않습니다.

치료법

오가닉 한의원에서는 통풍을 오직 한약으로만 치료합니다.

바람만 스쳐도 아프다는 통풍부위에 더 이상 뜸을 뜨거나 진통주사를 맞고 침을 맞거나 피를 빼지 않고도 단지 '통풍탕'으로만 통풍이 완치될 수 있습니다. 한약만으로 치료하지만 아무리 심한 통풍이라도 치료 기간이 5개월이 넘지 않습니다.

관리법

많은 현대인들이 황제의 병으로 알려진 통풍으로 괴로워하고 있습니다.
그리고 이들은 병의원에서 생활의 잘못된 부분을 고치라는 권고를 듣습니다. 체중조절, 절주, 과식자제 등이 통풍발작을 예방하는데 도움이 된다고는 하나 사회생활을 포기하고 통풍만 고칠 수도 없고, 물론 몸에 요산이 쌓이지 않게 식이를 조절하는 것은 중요하나 이것이 쉽다면 이렇게 많은 환자가 통풍으로 고생하지는 않을 것입니다.

오가닉한의원에서는 1012명의 통풍환자의 높은 요산수치와 통증발작을 생활관리 없이 한약만으로 95% 치료하였습니다. 통풍탕으로 생활관리 없이 통풍을 완치시켜드리겠습니다!!!

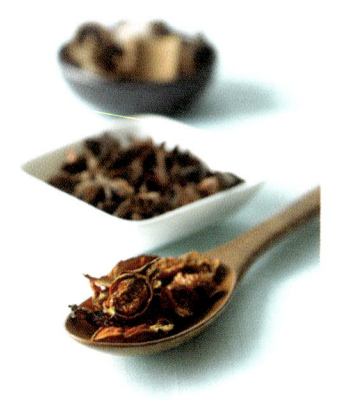

1-1 통풍이란 무엇일까

가끔 환자들 중에는 "새벽녘에 갑자기 발가락을 자르는 듯한 심한 통증이 와서 보니 엄지발가락이 부어서 일어서지도 못 하겠더라"고 호소하는 사람이 있다. 그 병이 이른바 통풍이라는 것이다. 통풍(Gout)은 고대로부터 잘 알려진 질환으로 한때 서양에서는 "Gout"라는 말이 모든 관절염을 대표하는 명칭으로 쓰이기도 했다. 이 병은 주로 호의호식하는 부자와 권력가들에게서 나타난다 해서 "제왕의 병(Disease of the kings)", 그 고통이 모든 병 중에서 가장 통증이 심하다고 해서 "병의 제왕(King of the diseases)"이라는 별명을 갖고 있다. 하지만 지금은 일반화된 질환으로, 관절염 환자의 6-10%가 통풍환자로 밝혀질 만큼 증

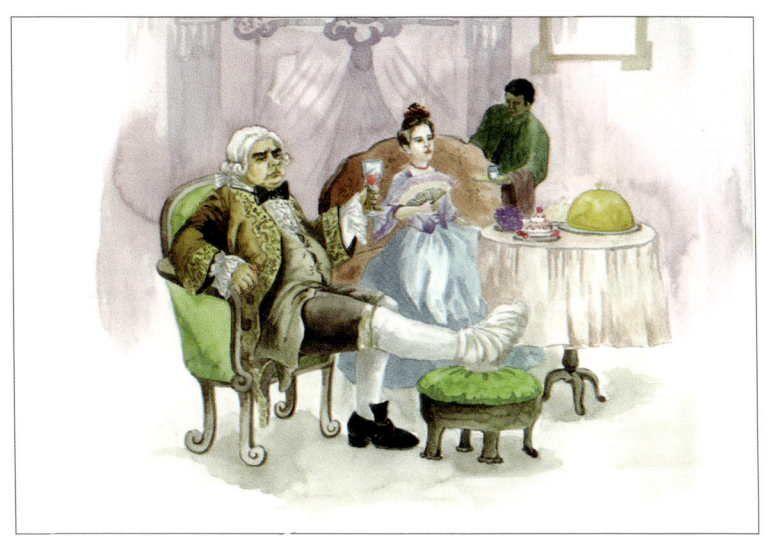

가세를 보이고 있다. 통풍은 제 2차 세계대전 전후까지만 하더라도 동양인에게는 거의 없었던 질병이었다. 하지만 생활의 향상으로 인한 포식 및 과식의 결과로서 최근 들어 급속히 발생하고 있다.

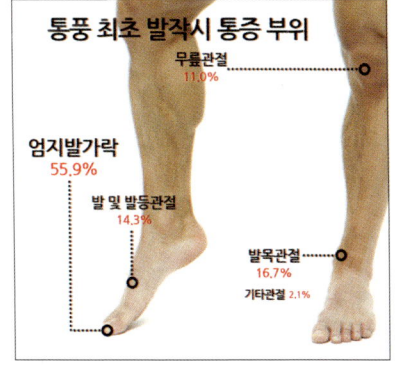

1-2 통풍은 왜 생긴 것일까

통풍은 요산 결정체가 관절과 관절주위 조직에 축적되어 염증을 유발하여 심한 통증을 일으키는 재발성 질환이다. 주로 성인 남자에게 생기는

데 45세 정도에 가장 발병률이 높고, 남자에서 여자보다 5~7배 더 많다. 남성에게는 대개 30대에서 50대 사이에 첫 발작이 오고 여성은 폐경 후인 50대에서 70대 사이에 주로 시작된다. 사춘기 이전의 남성이나 폐경기 이전의 여성에서는 거의 생기지 않는다. 폐경 이전의 여성들에게 통풍이 거의 찾아오지 않는 이유는 여성호르몬이 요산의 배설을 촉진하는 작용을 하기 때문이다. 남성들도 30세 이전에 시작하는 경우는 드문 것으로 알려져 있다. 왜냐하면 사춘기 후 요산 수치가 오르기 시작해서 첫 발작이 오기까지 대략 20여 년이 걸리기 때문이다. 드물게 청소년기 남성이나 가임기의 여성에게 통풍이 나타나는 경우에는 콩팥의 질병 또는 유전적인 질환 또는 외상의 여부를 생각해 보아야 한다. 꾸준히 치료받지 않으면 첫 통풍 발작이 일어난 지 약 10년 후에는 관절 주변에 결절(혹)이 생기게 된다.

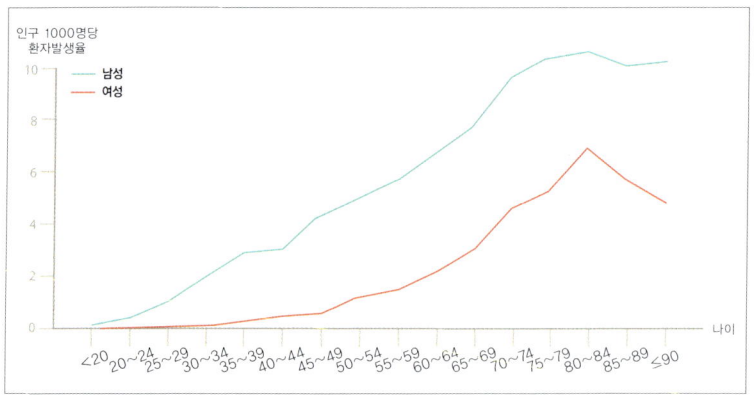

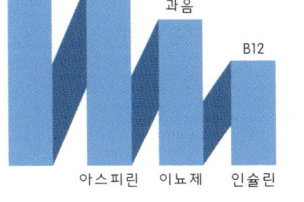

미국에서는 40세 이상 남성에서 가장 흔한 염증성 관절 질환이다. 우리나라에서도 최근 들어 통풍 환자가 점점 늘어가는 추세이다. 원인은 불분명한데 요산이 과다 생산되는 유전적 대사질환이나 요산 배설 장애로 인해 혈중 요산치가 높아지는 경우 생길 수 있다. 혈중 요산치는 비만, 과음, 아스피린, 이뇨제, 인슐린, 페니실린 또는 B12 사용과도 관계가 있다. 또한 가족력도 인정되고 있어서 통풍 환자의 6~18%에서는 가족 중에도 통풍 환자가 있는 것이 확인된다.

1-3 통풍의 증상

통풍은 바람만 불어도 아픈 통증이라고 해서 통풍(痛風)이라고 명명되었으며 한의학에서는 백호역절풍이라고 하여 호랑이가 무는 듯한 통증이라고 하였다. 따라서 통증이 어마어마하다는 것이 통풍의 기본 증상이다. 통증이 있는 부위를 잘라내고 싶다고 표현할 정도로 통증이 심한데 신기하게도 며칠 뒤 통증이 사그라지면 언제 그랬냐는 듯 아무런 증상이 없는 것이 통풍의 특이한 점이다.

하지만 통풍이 만성화되면 지속적으로 뻐근한 느낌과 비슷한 통증을 호소하는 환자도 있다. 통풍은 극심한 통증 이외에도 붓고 열이 나며 붉어지는 총 네 가지 증상이 같이 오는데 증상이 심하면 심할수록 요산이 많이 침착된 것이고 위의 네 가지 증상은 염증 증상과 정확히 일정하다. 원래 염증이란 혈액이 그 부위에 많이 몰려 있는 것으로 네 가지 증상은 모두 혈액의 순환으로 설명할 수 있다. 첫째, 발적이란 붉은 색을 띠는 것으로, 몸 안에 붉은 것은 오직 혈액이다. 따라서 혈액이 많이 모이면 붉게 되는 것은 당연하다. 둘째, 발열이란 혈액이 그 부위에 몰리면서 열감이 생기는 것이다. 셋째, 붓기 역시 혈액이 몰리기 때문이고 넷째, 압통 역시 몰려든 혈액으로 인해 주변 조직을 짓누르기 때문에 통증이 발생하는 것이다.

<u>통풍이란 관절에 염증이 있는데 그 염증이 요산결정으로 유발된 병이라고 할 수 있다.</u>

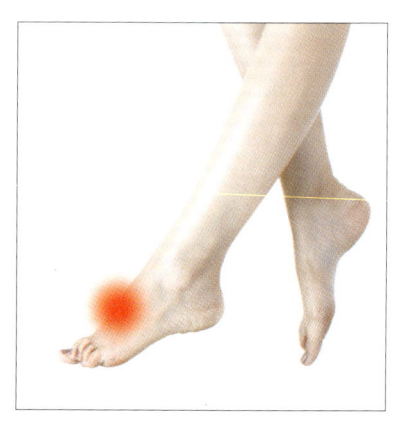

1-4 퓨린과 요산

인체 각 세포 속에는 유전자가 들어 있는 핵이 존재한다. 사람의 유전자 DNA(데옥시리보핵산)는 긴 이중나선 구조를 가지고 있다. 그리고 그것은 핵산인 구아닌(G), 아데닌(A), 티닌(T), 시토신(C)이 적당히 2개씩 짝이 되어 이중나선 계단 모양으로 결합되어 있으며 이 계단은 120억 층이나 된다. 완전히 동일한 세포를 새로 만들어 내기 위한 정보가 갖추어져 있는 것이다. 이러한 것을 만들어 내기 위해서는 그밖에도 복잡한 화학반응이 있으며 여러 가지 핵산 성분이 존재한다.

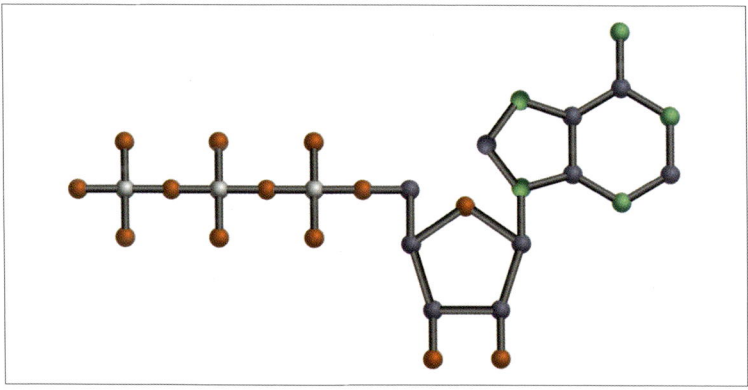

세포는 사용하면서 점차 노후되어 가지만 다른 쪽에서는 완전히 똑같은 것이 계속해서 새로 만들어진다. 사체가 된 세포는 마크로퍼지(macrophage)에 의해 청소된다. 세포의 단백질 부분은 크레아티닌이 되어 신장에서 소변으로 버려진다. 그런데 핵산만은 골수나 근육, 간장 속에 여러 가지로 계통적인 화학반응을 일으키고 최종적으로 요산으로 분해되어 혈중으로 방출되면 신장을 경유하여 소변 속으로 배설된다. 간장에서는 담즙과 함께 일부 장관으로 배설된다.

고기와 생선, 야채류 등은 모두 동물, 식물의 세포로 이루어진 것이므로 자연히 핵산을 가지게 한다. 위나 장에서 소화된 식품의 세포 속 핵산은 장관에서 흡수되어 문맥을 통해 간장으로 운반된다. 장내 세균의 핵산도 일부 흡수되어 간장으로 운반된다. 그래서 이러한 핵산은 요산루프라고 불리는 곳에서 요산과 합성되어 소변으로 배설된다. 자기 자신의 세포는 식품 세포의 핵산을 재이용하지 않고 끊임없이 새로 만들고 있다.

식품 중에서 세포가 작은 것은 식품의 중량당 세포수가 많아지고 당연히 그 속에 있는 핵이 많아지기 때문에 핵산도 많아진다. 고기와 닭의 내장, 정어리 등에 핵산이 많은 것도 그 때문이다.

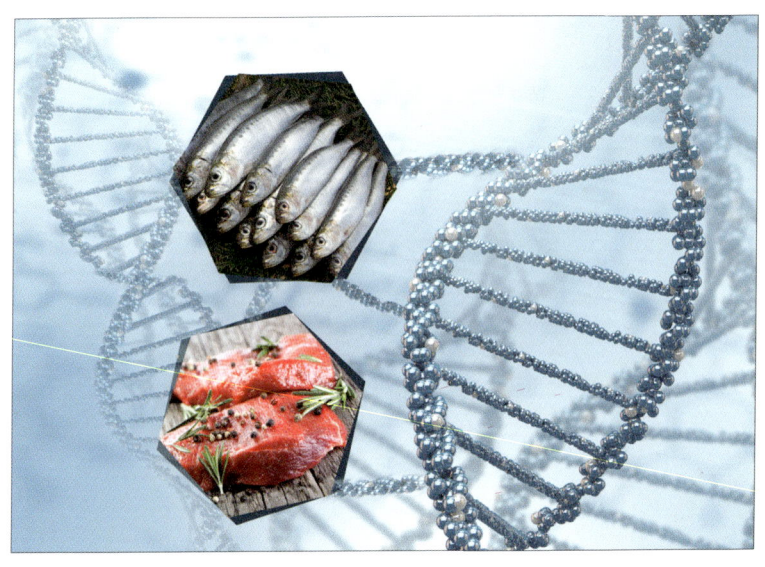

정상인의 경우 요산이 콩팥에서 분비되어 소변으로 배설되므로 성인 남자는 7.0mg/dL 이하, 여자는 6.0mg/dL 이하로 항상 혈중 농도가 일정하게 유지된다. 그런데 어떤 원인에 의해선지 요산이 체외로 배출되지 않고 체내에 쌓이면서, 관절 안에 딱딱한 경화물질을 만들게 되면 염증이 생기면서 통풍을 일으키게 된다. 즉 통풍은 요산의 결정화에 의해 생겨나는 관절염이다.

통풍 환자 중 분비가 감소한 사람은 약 90%, 생산이 증가한 경우는 약 10% 정도이다. 요산 분비의 감소를 일으키는 원인으로는 신기능 부전, 납중독, 기아 및 탈수, 갑상선 기능 저하증, 부갑상선 기능 항진증, 이뇨제 또는 사이클로스포린 등의 약물, 그리고 음주 등이 있고 요산의 생산이 증가하는 원인으로는 여러 가지 유전성 대사 이상 질환이나 골수 또는 임파 계통의 암, 항암치료, 건선, 용혈성 빈혈, 과도한 운동, 그리고 비만 등이 있다.

퓨린이 많은 음식의 과다 섭취, 음주, 금식, 외상, 출혈, 이뇨제의 복용 시에는 요산의 농도가 증가한다. 방사선 조영제나 앨러퓨리놀의 복용 시에는 요산 수치가 감소하는데 이 경우에도 통풍 발작이 올 수 있다. 흥미로운 것은 통풍의 치료제로 쓰이는 앨러퓨리놀(자일로릭)이 오히려 통풍발작을 악화시킬 수도 있다는 점이고 그 때문에 이 약물은 급성기에는 쓰지 않고 증상이 가라앉고 난 후에 치료에 도입하게 된다.

1-5 고요산혈증

대체로 요산은 여성은 6mg/dL, 남성은 7mg/dL 이하로 혈액 내에 존재하지만 비만이 되면 7~8mg/dL쯤으로 오르게 되는 것은 다반사다. 특히 시간에 쫓기는 현대인들의 수면부족, 불규칙한 식생활 등은 요산수치 증가를 더욱 가속화시킨다. 핵산의 찌꺼기인 요산은 대개는 소변을 통해 배출되는데, 비정상적으로 남아 있게 되면 혈액 속에 요산이 다량으로 축적되면서 원래 용해상태였던 것이 바늘이나 솔잎 같은 결정체로 변해서, 관절강이라는 관절 안의 빈 구멍으로 파고들어 통풍성 관절염을 일으키게 된다.

하지만 혈액 내의 요산량이 많다고 해서 모두 다 통풍이 발생하는 것은 아니다. 다만 그러한 '고요산혈증'이 되면, 어떤 계기가 주어졌을 때 통풍이 발생할 수 있는 가능성이 매우 높은 예비군이 될 수 있다. 이런 통풍예비군까지 포함한다면 한참 일할 나이인 남성 10명에 1명꼴은 통풍과 어떠한 형태이든 관련이 있다고 볼 수 있다. 게다가 오랫동안 관리하지 않아 계속 혈중 요산 농도가 높은 상태로 유지되면 요산에 의한 요로결석이 형성되는 일도 있고, 신장 자체의 기능이 떨어져서 요산성 신병증이 발생하기도 한다. 그런 만큼 더욱 조심해야 한다.

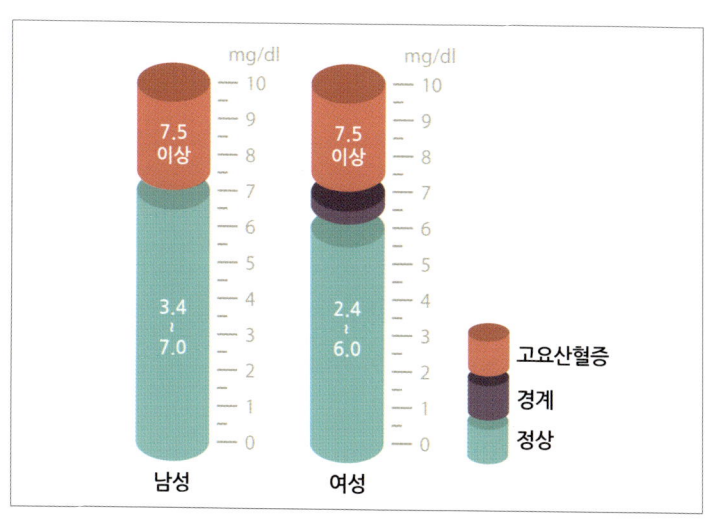

1-6 통풍과 관련 질환

통풍 환자들은 요로결석의 가능성이 정상인에 비해 약 1,000배나 증가한다. 실제로 통풍이 나타나기 전에 요로결석을 먼저 경험하는 사람도 약 30-40%에 이른다. 주로 요산 결석이지만 약 20%의 경우에는 칼슘이 요산핵을 둘러싼 칼슘 결석이다. 뿐만 아니라 콩팥 조직 자체에도 요산 결정이 침착하여 실질 조직을 파괴하고 기능 저하를 일으킬 수 있다. 신장질환은 흔히 관찰되는 질환 중의 하나다. 그런 신장질환 환자 중 약 1/3에서 등장성 요와 경미한 단백뇨가 관찰된다. 요산염 결정이 신간질 조직, 추체유두에 침착하여 염증반응을 일으키면 요산염 신장병증이 되어 만성신부전증을 초래할 수 있다. 또한 백혈병이나 Lymphoma의 화학요법 시 극심한 고요산혈증과 함께 요산 배설이 증가되어 요산결정이 신세뇨관, 집합관, 골반에 침착하여 급성신부전 현상을 일으키는 급성요산신장병증이 발생할 수 있다. 일반적으로 사구체 여과율의 감소는 대개 오지 않기 때문에 신부전증이 생명을 단축시키는 일은 드물지만, 약 20% 정도의 환자가 요독증으로 사망하게 된다.

대사증후군은 비만, 고혈압, 고지혈증, 당뇨병 등이 몰려다니며 결국 심장병, 동맥경화, 뇌졸중 등 무서운 합병증을 일으키게 되는 상태를 말한다. 이런 대사증후군 환자에게도 고요산혈증이 자주 동반되고 통풍의 빈도가 증가하게 된다. 따라서 통풍으로 진단된 경우에는 반드시 대사증후군이 있는지 알아보아야 한다.

통풍은 거의 모든 사람들이 발작이 생기지 않으면 병원을 절대로 찾지 않는데 통풍을 그렇게 만만히 봤다가는 큰 코 다친다. 통증으로 죽었다는 사람은 없지만 결국은 전신으로 번지는 질병이 되어 심근경색 뇌경색으로 이어지게 된다. 발작은 바로 그 경종으로 몸이 '위험하다'는 경고 신호를 보내고 있는 셈이다. 증상이 있는 것을 오히려 행운이라고 생각해야 할 것이다.

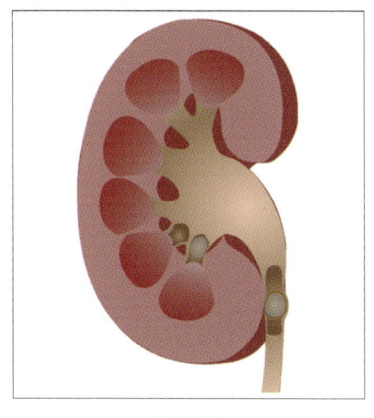
요로결석

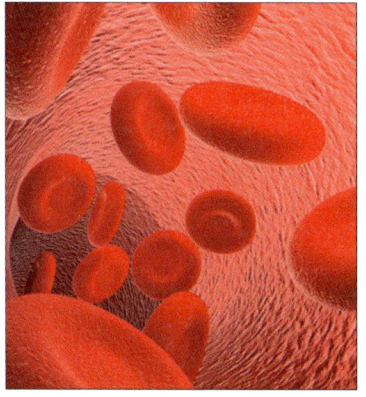
고지혈증

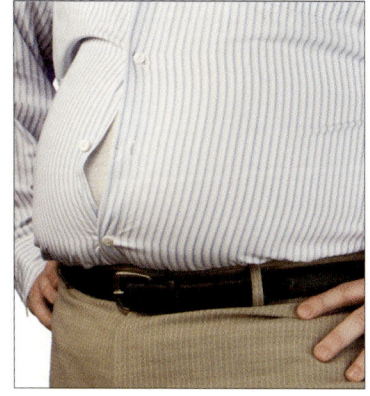
비만

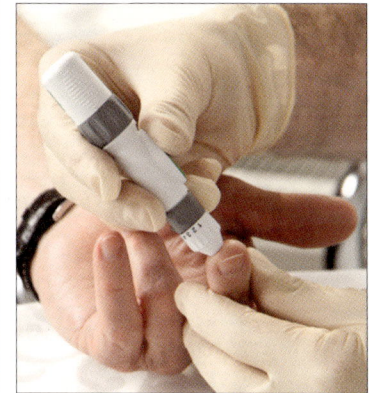
당뇨

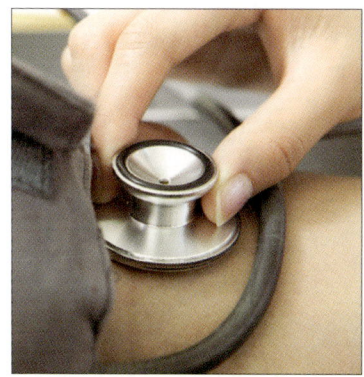
고혈압

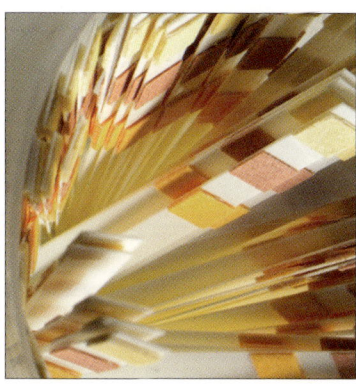
단백뇨

2장
통풍의 분류

통풍의 통증은 아주 심해서 밤에 잠을 못 이룰 정도이며 걷는 것은 물론 신발을 신기조차 어려운 경우도 많다. 증상은 수 시간에서 수일 이내에 보통 회복되지만 심한 경우 수 주간 증상이 지속될 수도 있다.

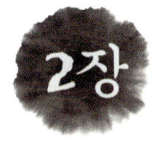

통풍의 분류

현재 통풍이란 병이 속해 있는 범주를 먼저 보고 가자. pubmed란 세계적으로 나온 모든 의학논문을 찾을 수 있는 곳이라고 생각하면 된다.

① 검색포털에 pubmed를 치고
② 가장 위에 NCBI pubmed라고 뜨는 곳을 들어가 본다.

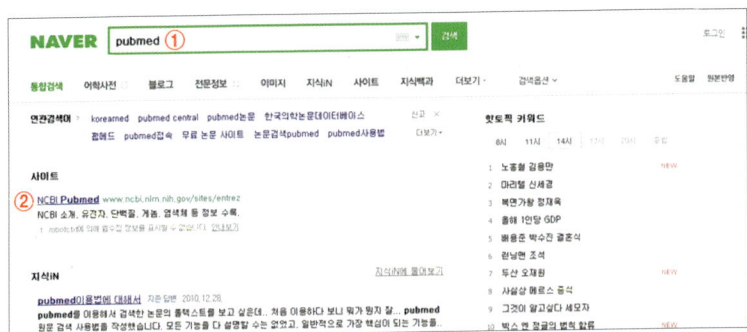

③ 여기서 우측 중간쯤에 Mesh Database라는 곳으로 들어가 보자. 여기는 질병들이 분류가 어찌 되어 있는지 알 수 있는 곳이다.

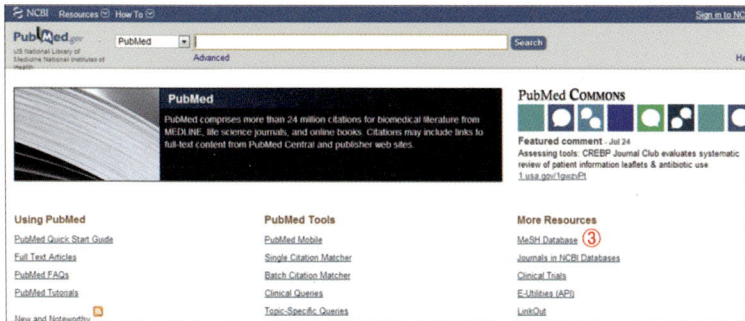

④ 통풍의 영문명이 gout니, 'gout'를 검색창에 넣고
⑤ Search 누른다.

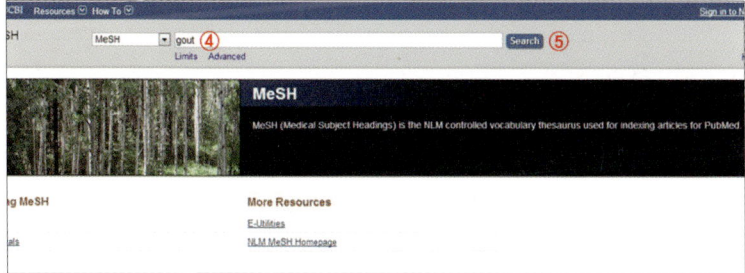

⑥ 가장 위에 1.Gout 라고 써진 곳을 클릭하면

⑦ 위와 같이 통풍의 분류가 나온다. 통풍이란 질환은 지금 현재 양방적 분류에서 본다면, 근골격계 질환 중에서 관절질환에 속한다. 그리고 관절질환 중에서도 관절염에 속하며, 또 관절염의 분류 중 류머티스 관절염에 속하는 질환이다.

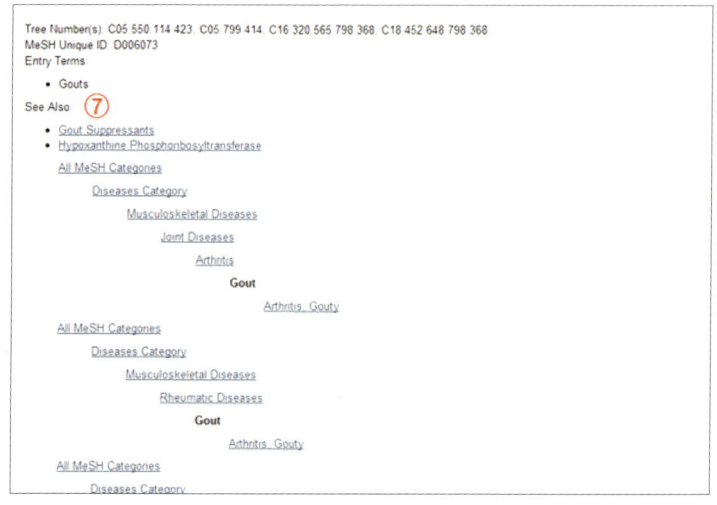

2-1 급성 통풍성 관절염

대부분이 하지에 생기는 극심한 관절통으로 질병이 시작된다. 처음에 매우 급작스럽게 발병하고 그 통증도 매우 격심하므로 통풍발작이라고 부르는 경우가 많다. 첫 발작은 90%의 경우에 한두 관절에 급성으로 오게 되고 약 10%의 사람들은 한꺼번에 여러 관절에 찾아온다. 가장 흔한 곳은 엄지발가락의 중족지절(metatarsophalangeal)관절이며 모든 통풍 환자의 약 90%가 평생 동안 적어도 한 번은 이 관절이 붓는다. 그 외 발목, 뒤꿈치, 무릎, 팔목, 손가락, 팔꿈치 등의 순서로 발생될 수 있다. 신체 다른 부분은 건강한 상태일 때 갑자기 발생되는데, 주로 밤에 증상이 생기고 압통, 발적이 동반되며 심한 경우 열이 날 수도 있다. 외상, 수술, 음주, 과식, 굶주림, 감염, 혈중요산강하제 복용, 운동 후에 자주 발생한다.

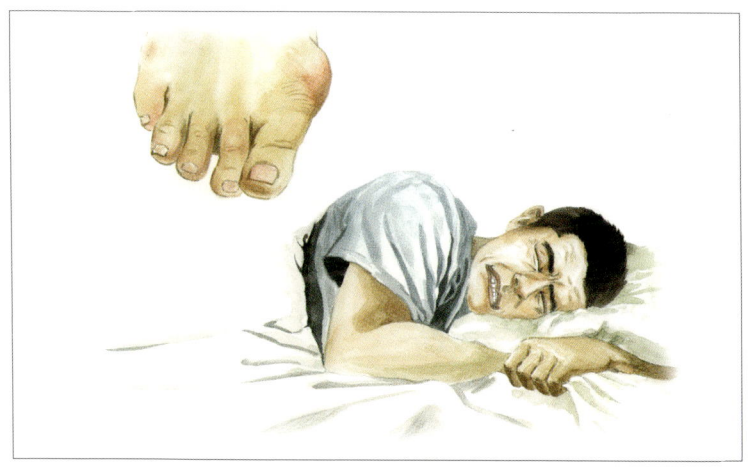

통풍의 통증은 아주 심해서 밤에 잠을 못 이룰 정도이며 걷는 것은 물론 신발을 신기조차 어려운 경우도 많다. 증상은 수 시간에서 수일 이내에 보통 회복되지만 심한 경우 수 주간 증상이 지속될 수도 있다. 하지만 통풍은 가만히 내버려두면 차차 무릎이나 손, 팔꿈치 등을 침범하고 여러 관절로 범위를 넓혀 가게 된다. 또한 통증은 그다지 심하지 않지만 발작이 점점 자주 오고 잘 물러가지도 않게 된다. 결국은 많은 환자들에게서 만성 다발성 관절염으로 자리 잡게 되고 관절 주변의 점액낭이나 힘줄 등에도 염증을 일으켜 관절의 변형이 생길 수 있다.

2-2 만성 결절성 통풍

요산과다가 지속되면 요산 결정체가 계속 침착되면서 관절 내부 또는 주위에 통풍결절(tophi)이 생기게 된다. 처음에는 보통 평평하면서 희거나 노란 반점 같은 것이 손가락 끝, 손바닥, 발바닥에 나타나는데 주로 차가운 외부나 충격에 노출되는 위치에 잘 생긴다. 이후 점차 커지면서 관절의 비대와 변형을 유발한다. 통풍결절은 통증을 일으키지 않는 경우가 많지만 처음 발작으로부터 약 10여 년에 걸쳐 궁극적으로 만성 관절염으로 진행하게 되어 관절 운동 장애나 통증을 유발하는 경우도 있다.

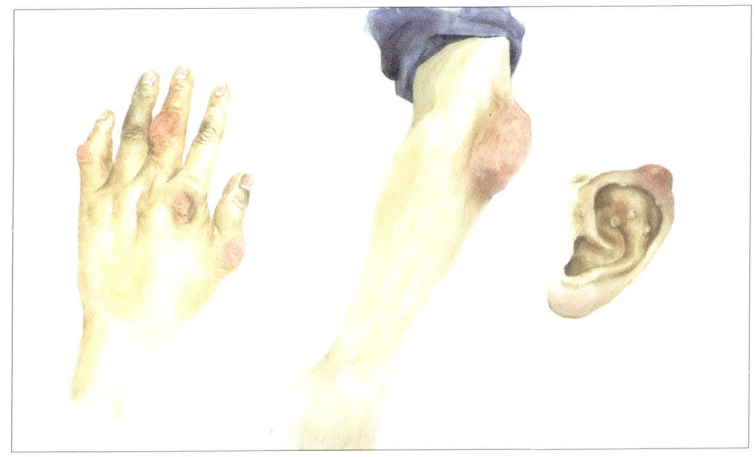

# 3장
통풍의 원인

이 바늘 모양의 요산 결정들은 몸 안을 흘러 다니다가 관절 부위에서 걸리게 된다. 관절 부위에서 걸린 요산결정이 염증반응을 일으키는 것이 통풍이다.

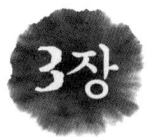

통풍의 원인

결국 통풍의 원인은 요산결정이 관절에 쌓여서 염증을 일으키는 데 있다. 요산결정이 생성이 되는 것은 일반인들처럼 퓨린이 많이 함유된 음식을 먹었을 때 요산이 배출되지 않기 때문이다. 이 퓨린들은 요산이 되어서 몸 안에서 돌아다니다가 요산들끼리 서로 붙어서 바늘 모양의 요산 결정을 생성한다. 이 바늘 모양의 요산 결정들은 몸 안을 흘러 다니다가 관절 부위에서 걸리게 된다. 관절 부위에서 걸린 요산결정이 염증 반응을 일으키는 것이 통풍이다.

이때 구분해야 하는 질병이 류마티스 관절염과 골관절염(퇴행성 관절염)이다. 통풍 역시 관절에 염증이 생기는 질환이기 때문에 관절염에 속해 있는 질환이다. 관절염은 크게 류마티스 관절염과 퇴행성 관절염으로 나누어진다. 류마티스 관절염은 자가면역 질환으로 아토피와 같이 면역기능의 이상으로 자신을 자신이 공격하는 질환이며 퇴행성 관절염은 관절을 많이 써서 생기는 퇴행성 질환이다. 통풍은 이중 류마티스 관절염의 하위 질환으로 현재 양방에서는 분류되어 있다. 따라서 류마티스 관절염과 퇴행성 관절염 그리고 통풍 이 세 가지를 잘 구분해야 한다. 가장 쉬운 방법은 통증의 양상으로 구분하는 것이다. 극심한 통증이 어느 정도 지속되었다가 씻은 듯이 없어지면 통풍이라 생각하면 되며, 어느 정도의 통증이 지속적으로 남는다면 류마티스 관절염이나 골관절염이 같이 왔을 확률이 있다.

의학은 이래서 어렵다. 병들은 하나씩 찾아오는 것이 아니라 함께 오기 때문에, 수학처럼 딱 떨어지기 힘들다.

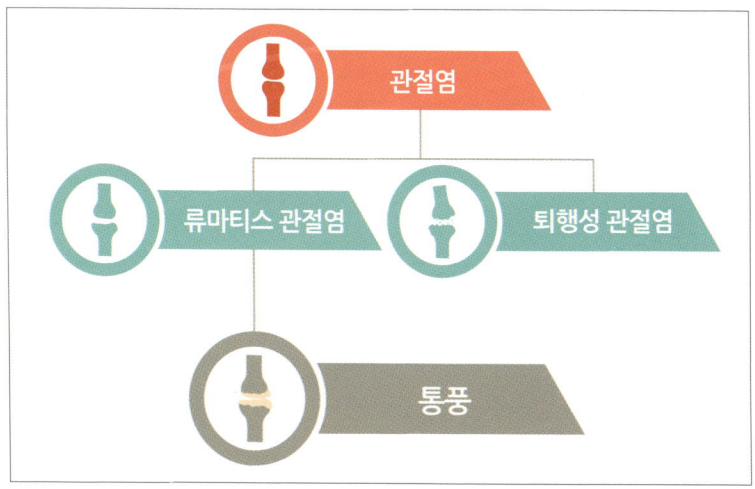

3-1 적혈구의 연전현상

일반인들의 혈액상태를 보면 적혈구들이 따로 떨어져서 움직이는 것을 볼 수 있다. 비유를 하자면 맑고 흐름이 빠른 계곡물이라고 볼 수 있다.

하지만 통풍환자들의 혈액을 보면 적혈구들이 같이 모여서 다니는 연전현상을 볼 수 있다. 비유를 하자면 흐름이 좋지 않고 오염된 호숫물이라고 볼 수 있다.

일반인들은 퓨린이 함유된 음식을 먹어 몸 안에 요산이 들어오더라도 요산이 퇴적되지 않고 잘 배출된다. 하지만 혈액상태가 좋지 않은 통풍환자들은 요산이 배출되지 않고 몸 안에 퇴적되고 작은 요산 결정들이 형성되면 다른 요산 결정들이 달라붙기 쉽다. 그러한 요산 결정들은 바늘 모양이기 때문에 찌르는 듯한 극심한 통증이 발생하게 된다. 지금까지 통풍으로 인한 통증이 발생한 부위에는 바늘과 같은 요산 결정이 침착되어 있다고 볼 수 있다. 따라서 몸 자체의 혈액순환을 좋게 하여서 오염

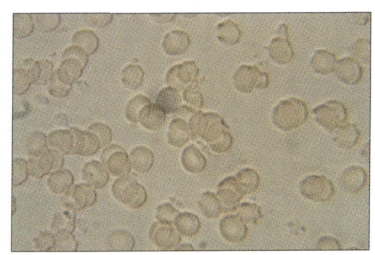
▲ 일반인의 혈액상태

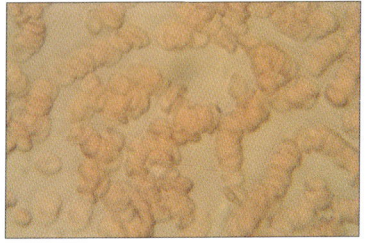
▲ 통풍환자의 혈액상태

된 호숫물과 같은 상태를 맑고 깨끗한 계곡물과 같은 상태로 바꾸어 준다면 퇴적된 요산은 자연스럽게 배출이 되는 것이고 더 이상 식이조절이나 생활관리 역시 필요 없게 되는 것이다. 그 역할을 하는 것이 우리 몸의 신장이라는 장기이고, 신장은 우리 몸의 노폐물을 배설해 주기 때문에, 막힌 하수구를 뚫는 것과 같다고 볼 수 있다. 그렇다면 자연스럽게 흐름이 좋아지기 때문에 퓨린이 함유된 음식을 먹어도 몸 안에 요산이 침착되지 않으면 이미 몸 안에 쌓여 있던 요산도 씻겨 내려가게 된다.

3-2 일반인의 연전현상

통풍 환자가 아닌 일반인들도 적혈구가 뭉치는 연전현상이 일어날 수 있는데 이것은 크게 세 가지로 분류할 수 있다.
첫째, 피로와 스트레스, 둘째, 중성지방과 콜레스테롤, 셋째, 신장의 문제이다.
일반인들 역시 요산수치가 7.0mg/dL 이상인 경우가 많다. 이것은 통풍발작이 일어나지 않았을 때는 고요산혈증이라 하며 요산이 혈중에 많이 농축되어 있다는 뜻이다. 하지만, 이런 일반인들은 몸 안에 들어온 요산을 쉽게 배출할 수 있고 특정 부위에 많은 요산이 침착되지 않기 때문에 통풍발작이 일어나지 않는 것이다. 따라서 통풍이 발생했을 때는 적혈구의 연전현상을 피하기 위해서 위에서 얘기한 세 가지를 조심해야 한다.

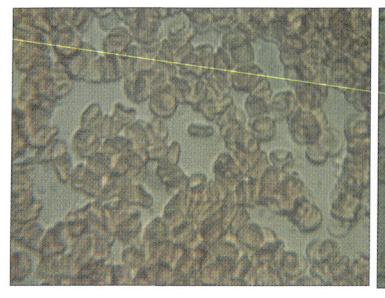 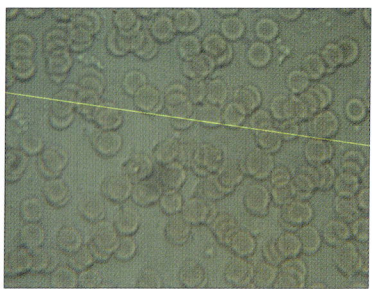

▲ 정상적혈구　　　　　　　▲ 적혈구의 연전현상

40대 이상의 통풍환자들을 볼 때 신장의 기능 이상일 확률이 더 크다. 하지만, 30대 중반 이하의 환자들은 피로와 스트레스가 많이 쌓여서 통풍이 오는 케이스가 많다. 그런 사람들은 신장이나 중성지방 쪽을 관리하기 이전에 몸의 피로를 풀며, 스트레스를 덜 받는 일상생활을 하는 것을 추천한다. 혹시 과도한 업무와 일 때문에 어쩔 수 없다면 한방에서 피로와 스트레스를 푸는 가장 큰 보약인 공진단이 많은 도움이 될 것이다.

잠시 홍보성 발언을 하자면 오가닉한의원의 공진단은 동의보감 원문에 근거한 국산 유기농 한약재로 만든 공진단으로 특허 출원이 되어 있는 상태이다. (특허출원번호 10-2015-0048884)

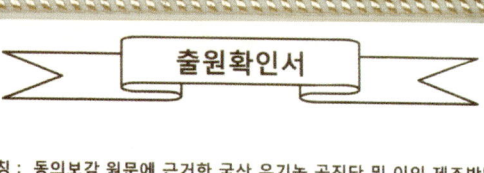

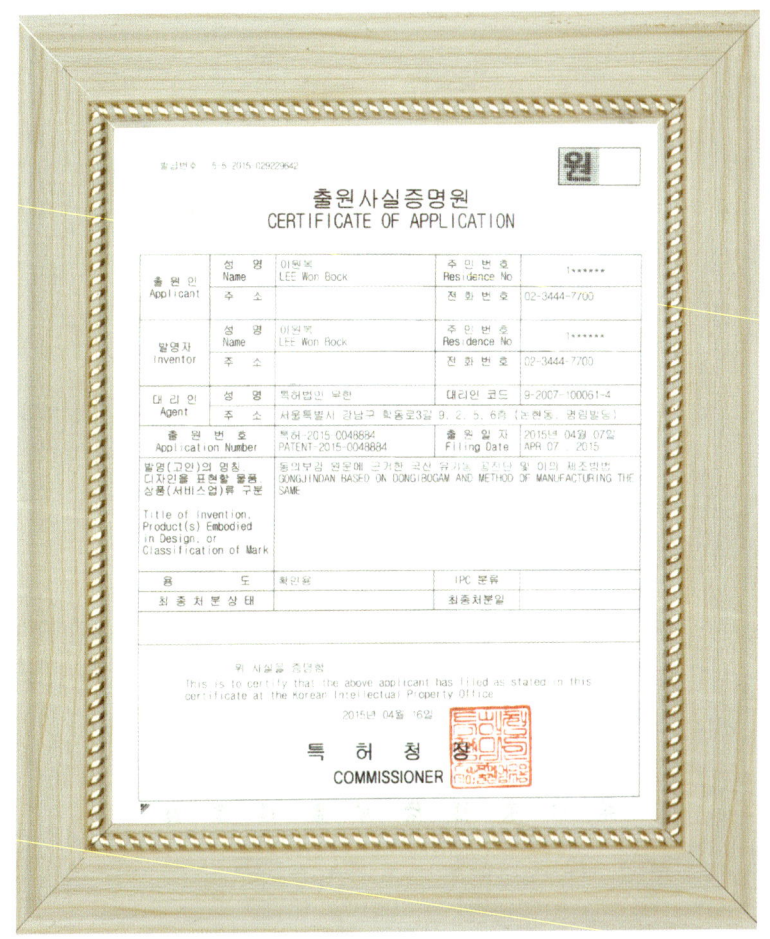

3-3 왜 양방에서 통풍 연구가 미흡한가?

통풍이란 질환은 지금 현재 양방적 분류에서 본다면, 근골격계 질환 중에서 관절질환에 속한다. 그리고 관절질환 중에서도 관절염에 속하며, 또 관절염의 분류 중 류머티스 관절염에 속하는 질환이다.

현재 류머티스 관절염이라는 자가면역 질환을 연구하기에도 바쁜 실정이기 때문에 통풍을 연구할 여유가 없다. 따라서, 통풍연구가 제대로 이루어지지 않고 있다. 또한 현재 양방에서 통풍 다루는 곳은 류머티스내과, 신장내과, 정형외과로 분산되어 있어서 체계적인 연구가 미흡하다.

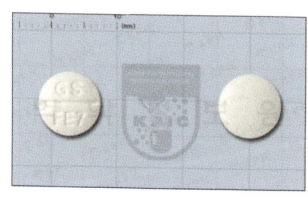
▲ 자이로릭

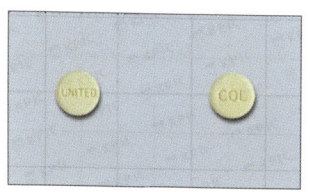
▲ 페브릭

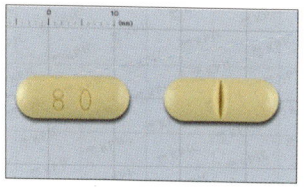
▲ 콜킨

양방 쪽에서는 통풍이 단순히 요산이 체내에 침착됨으로써 생기는 것으로 보고 요산을 배출시키는 약과 요산이 생기지 않게 하는 약(자이로릭, 콜킨, 페브릭)만 사용하고 있는 것이 실정이다. 따라서 양방에서 통풍은 완치가 안 되는 병이므로 평생 관리하는 병, 불치의 병이라고 한다. 요산이 몸속에 쌓이면 약을 쓰고, 요산이 빠지고 난 후에 약을 더 이상 복용하지 않는 상태에서 퓨린이 함유되는 음식을 먹어 몸에 요산이 쌓이면 또 다시 약을 먹어야 한다. 그래서 관리의 병이라고 할 수밖에 없다.

3-4 통풍의 한의학적 접근

통풍이라는 질환은 이름 그대로 바람처럼 여기저기 돌아다니면서 일어나는 질환을 일컫는다. 그래서 한의학에서는 마디마디 돌아다니면서 붓고 아픈 병이라는 뜻으로 예전부터 '역절풍'이라고 했다. 통풍이라는 병명에서 충분히 알 수 있듯이 통증이 무척 심한 질환이다. 그래서 한의학에서는 '역절풍' 앞에 백호라는 말을 덧붙여 '백호역절풍'이라고도 불렀다. 호랑이가 물어뜯는 것 같은 통증이 있다는 의미에서 이렇게 불렸던 것이다.

평소 고량진미의 영양가 높은 음식섭취와 과도한 음주도 통풍의 유발 원인이 된다. 또한 풍한습기가 많은 곳에서 오랫동안 생활하면 풍한습사가 체내로 침입하여 오래 머물면서 경락의 생리기능을 저해시키므로 통풍이 발생한다. 또는 평소 영양가 높은 음식을 먹던 사람이 노쇠함에 따라 기혈이 손상되어 榮과 氣가 불리하게 됨으로 인하여 기혈이 부조화 상태가 되고, 그 결과 기혈이 응결되며 동시에 풍한습사가 겹쳐 통풍이 발생한다.

〈동의보감 : 역절풍의 병인〉

歷節之痛, 皆由汗出入水, 或飮酒汗出當風所致.《仲景》

역절풍의 통증은 대개 땀을 흘린 후 물에 들어갔거나, 술을 마시고 땀을 흘린 후 바람을 쐬었기 때문이다.《仲景》

歷節風, 古方謂之痛痺, 今人謂之痛風也.《綱目》

역절풍을 고방(古方)에서는 통비(痛痺)라 하였는데 요즘은 통풍(痛風)이라 한다.《綱目》

痛風者, 大率因血受熱已, 自沸騰, 其後或涉冷水, 或立濕地, 或坐臥當風取凉, 熱血得寒, 汚濁凝, 所以作痛. 夜則痛甚, 行於陰也治宜辛溫之劑, 流散寒濕, 開發腠理, 血行氣和, 其病自安.《丹心》

통풍(痛風)은 대개 열을 받아 혈이 끓어오른 후에, 차가운 물을 건너거나, 습한 곳에 서 있거나, 앉거나 누운 채로 바람을 맞음으로써 서늘한 기를 만나 뜨거운 피가 차가워져 더러운 피가 엉기고 막히기 때문에 아프다. 밤에 통증이 심해지는 것은, 밤에 음분을 돌기 때문이다. 이때 맵고 따뜻한 약으로 한습을 흩어 주고 주리를 열어 주면 혈이 움직이고 기가 조화되어 병이 자연스레 낫는다.《丹心》

古之痛痺, 卽今之痛, 風也. 諸書又謂之白虎歷節風. 以其走痛於四肢骨節, 如虎咬之狀而名之也.《正傳》

고방(古方)의 통비가 요즘의 통풍을 말한다. 여러 책에서 백호역절풍이라고도 했다. 통증이 사지의 골절에 돌아다니는 것이 호랑이가 문 것 같기 때문에 이렇게 부른다.《正傳》

痛風之證, 以其循歷遍身, 曰歷節風. 甚如虎咬, 曰白虎風. 痛必夜甚, 行於陰也.《入門》

통풍은 온몸을 돌아다니기 때문에 역절풍이라 한다. 호랑이가 문 것처럼 통증이 심하기 때문에 백호풍이라고 한다. 통증이 밤에 심한 것은 밤에 음분을 돌기 때문이다.《入門》

白虎歷節, 亦是風寒濕三氣乘之, 或飮酒當風, 汗出入水, 亦成斯疾, 久而不已, 令人骨節蹉跌.《醫鑑》

백호역절풍도 풍한습의 삼기가 들어온 것이다. 간혹 술을 마시고 바람을 맞거나 땀을 흘린 후 물에 들어가도 이 병이 생긴다. 오랫동안 낫지 않으면, 관절이 뒤틀어진다.《醫鑑》

〈동의보감 : 역절풍의 증상〉

> 歷節風之狀, 短氣, 自汗, 頭眩, 欲吐, 手指攣曲, 身體尫羸, 其腫如脫, 漸至癡落, 其痛如 掣, 不能屈伸.
> 蓋由飮酒當風, 汗出入水, 或體虛膚空, 掩護不謹, 以致風寒濕之邪遍歷關節, 與血氣搏 而有斯疾也.
> 其痛如掣者, 爲寒多, 其腫如脫者, 爲濕多, 肢節間黃汗出者, 爲風多, 遍身走注, 徹骨疼 痛, 晝靜夜劇, 狀如虎咬者, 謂之白虎歷.
> 節久不, 治令人骨節蹉跌, 須當大作湯丸, 不可拘以尋常淺近之劑.《得效》

> 역절풍의 증상은 숨이 가빠지고 식은땀이 나며, 어지럽고 토할 것 같으며, 손가락이 오그라 들고 몸이 울퉁불퉁 부으면서 손가락이 빠질 듯 아프며, 점차 꺾이는 듯 당기는 듯 아파서 구부리고 펴는 것을 제대로 하지 못하는 것이다. 술 마신 후에 바람을 맞거나, 땀을 흘린 후에 물에 들어가거나, 몸이 허하여 피부가 약한데 몸을 잘 보호하지 못하여 풍한습의 나쁜 기운이 관절을 돌아다니며 혈기와 부딪히기 때문에 병이 생기는 것이다. 당기는 것같이 아 픈 것은 한기가 많기 때문이고, 빠질 것같이 붓는 것은 습사가 많기 때문이며, 사지 · 관절 사이에 황색 땀이 나오는 것은 풍사가 많기 때문이다. 온몸을 돌아다니며 뼛속까지 아프고, 낮에는 괜찮다가 밤에는 심해지며, 호랑이에 물린 것 같은 것을 백호역절풍이라고 한다. 오 래 치료하지 않아 관절이 어긋나면 반드시 대량의 탕약이나 환약을 지어야 하고 평범한 약 으로는 안 된다.《得效》

3-5 나는 왜 여기가 아플까?

통풍증상에 힘들어 하는 환자들을 보면 왜 나는 여기가 아플까? 라고 궁금해하시는 분들이 많다. 통풍증상으로 고생하시는 환자들을 보면 서, 통풍환자들을 진료하면서 자연스럽게 알게 된 부분을 이야기하려 고 한다.

우선 통풍증상으로 가장 많이 호소하시는 통증의 부위는 엄지발가락 옆의 튀어나온 관절뼈이다. 이외에도 발목, 무릎, 팔꿈치, 손목 등 통풍증상으로 통증을 호소하시는 부위는 많다. 그런데 여기서 문제는 나는 왜 이 특정 부위가 아플까? 라는 것이다.

통풍은 혈액 순환자체가 잘 되지 않아서 요산을 잘 배출시키지 못하고, 그로 인해서 노폐물이 몸 안에 쌓이는 질병이다. 따라서 혈액순환자체를 좋게 하여 요산이 잘 빠져내려 가게 하면 통풍은 완치될 수 있다.

통풍환자들을 진료하다 보면 통풍증상을 호소하는 부위를 이전에 다쳤거나 그 부위를 많이 쓰는 일, 운동 등을 하고 있는 경우가 많다. 그러나 등산이나 골프, 축구와 같은 운동은 통풍에 좋지 않은 운동이다. 오가닉한의원에서 추천하는 운동으로는 수영, 자전거타기 등이 있다.

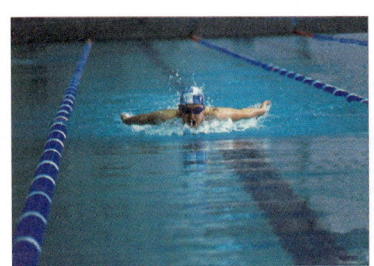 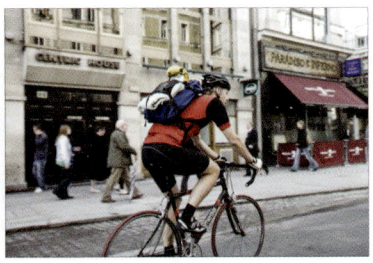

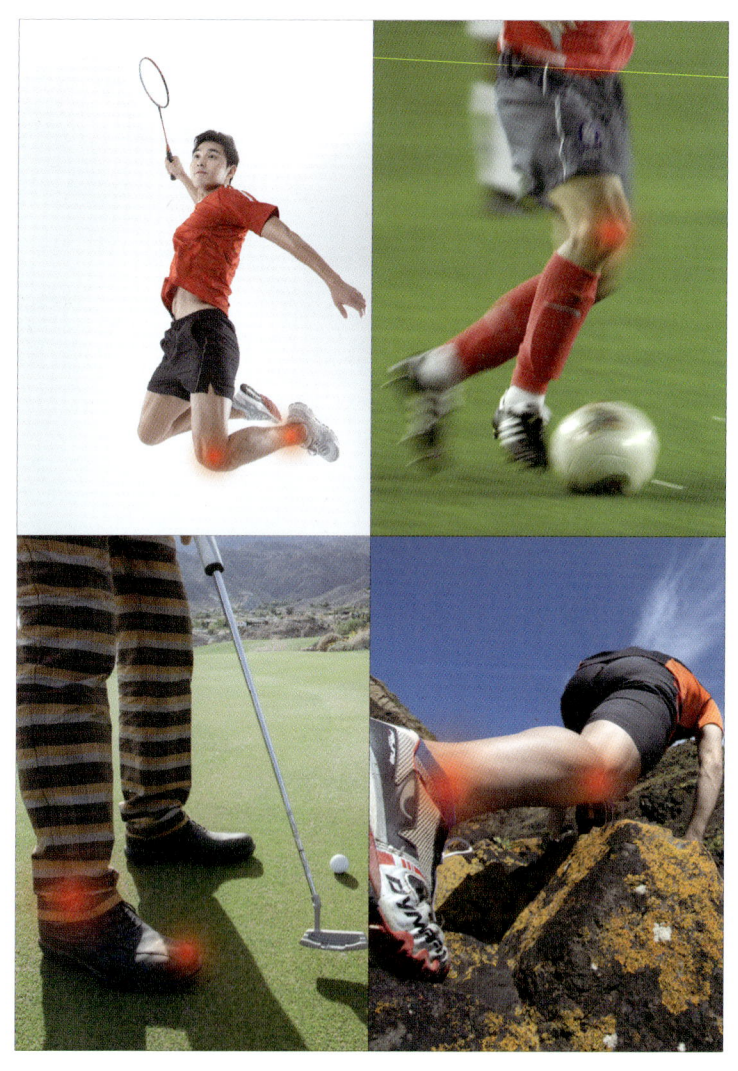

가뜩이나 통풍환자들은 혈액순환자체가 잘 되지 않아서 요산이 쌓이면 잘 빠지지 않는데, 다치거나 외상이 있었던 부위의 혈액순환은 더더욱

되지 않을 수밖에 없다. 따라서 통풍증상으로 통증이 생기는 부위는 자꾸 무리하지 말고 조심하는 것이 좋다.

한의원 등에서 침이나 부항 뜸을 뜨는 행위는 통풍증상이 있는 부위보다는 그 주변에 하는 것이 좋다. 이에 근거하여 오가닉한의원에서는 통풍에 침, 부항, 뜸 등의 치료는 하지 않고 통풍탕만으로 환자를 완치시키고 있다. 통풍증상이 있는 부위를 자꾸 만지거나 주무르게 되면 안에 조직이나 인대가 손상을 받아서, 그것을 치료하기 위해 딱지 같은 것이 생긴다. 그렇게 되면 가뜩이나 혈액순환이 안 되는 곳에 바윗덩이가 생긴다고 생각하면 된다.

따라서 "통풍증상이 생기는 부위가 나는 약하고, 내부의 근육이나 인대가 다쳐 있는 상태구나"라고 생각하면 된다. 그러니 통풍증상을 빨리 소실시키기 위해서는 현재 통증이 있는 부위에는 압력을 가하지 않는 것이 좋다. 또한 하체 부위의 통증이라면 요산결정은 중력을 거슬러서 소변으로 빠져야 하기 때문에 잘 때 다리를 올려놓고 자는 것도 도움이 될 수 있다.

4장
통풍의 진단

가끔 류마티스 관절염이나 퇴행성 관절염이 통풍과 같이 나타낼 때도 있기 때문에 정확한 진단을 위해서는 통풍환자를 많이 본 통풍 전문 의사와 상담하는 것이 좋다.

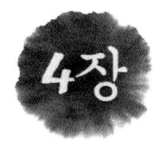

통풍의 진단

통풍을 진단할 때는 여러 가지 검사들이 이용된다. 혈청 요산수치, 생화학검사, 혈구수치, 소변검사 등등 통풍을 확진하기 위해서다. 이는 통풍이란 병을 한 가지 검사로 확진하기가 그만큼 힘들다는 것이다.

가장 확실한 검사로는 통풍성 관절염이 있는 부위에서 관절액을 뽑아서 편광현미경으로 보아, 관절액 부위에 요산결정이 보이면 통풍으로 확진하는 검사가 있다.

가장 많이 사용되는 검사로 혈청 요산수치 검사가 있다. 사실 이는 요산수치가 높게 나오더라도 요산결정이 침착되어 있지 않다면 통풍이 아닌 것으로 결과가 나오고, 요산수치가 낮게 나오더라도 한 부위에 많은 요산결정이 침착되어 있다면 통풍이라는 결과가 나오므로 확실한 검사는 아니다.

가장 확실한 것은 환자의 통증의 양상을 다른 검사들과 함께 살피는 것이다. 통풍은 다른 관절염 증상과는 다르게 극심한 통증과 통증이 없는 것이 반복된다. 어느 정도 참을 수 있는 통증이 지속된다면 통풍이 아닌 류마티스 관절염이나 퇴행성 관절염일 확률이 크고 참을 수 없는 극심한 통증이 왔다가 없어졌다가가 반복된다면 통풍일 확률이 크다.

가끔 류마티스 관절염이나 퇴행성 관절염이 통풍과 같이 나타낼 때도 있기 때문에 정확한 진단을 위해서는 통풍환자를 많이 본 통풍 전문 의사와 상담하는 것이 좋다.

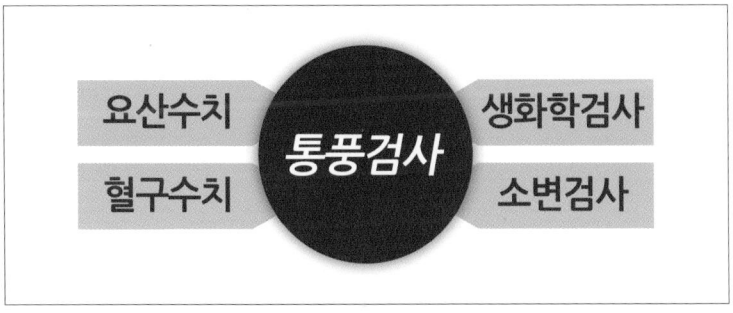

4-1 신체 검진

급성 발작이 있을 때는 모든 관절을 살펴보아야 한다. 한 관절만 침범했는지 또는 다른 여러 관절에도 문제가 있는지 아는 것은 치료와 예후의 추정에 중요하다. 급성 발작이 일어나면, 관절이나 관절 주변에 발적과 압통, 부종과 국소 발열 등이 나타난다. 이런 증후들은 감염에 의한 연

조직염과 전혀 구별할 수 없는 특징들이므로 감염의 가능성을 신중하게 감별해야 한다. 발작이 다발성 관절염으로 나타나는 경우는 전신의 열을 동반할 수도 있다. 이런 경우에는 전신의 중대한 감염 질환과 감별하는 것이 중요하다. 또한 피부 밑에 통풍 결절이 있는지 모든 관절과 귓불 등을 살펴보아야 한다. 결절의 존재는 요산 수치가 높아진 지 대략 10년 이상 경과한 것을 의미한다.

류머티즘과 다른 점이 있다면, 통풍은 주로 발가락이나 무릎 등 하체에서 통증이 시작되는 것이 대부분이지만 류머티즘은 주로 손가락의 통증에서 시작한다. 통풍 발작 시의 통증은 한 관절에만 나타나지만 류머티즘은 여러 관절에서 동시에 나타난다. 그리고 일반적으로 통풍이 류머티즘보다 심한 통증이 따른다. 또한 통풍은 관절 부위가 빨갛게 붓지만 류머티즘은 빨개지지 않는다.

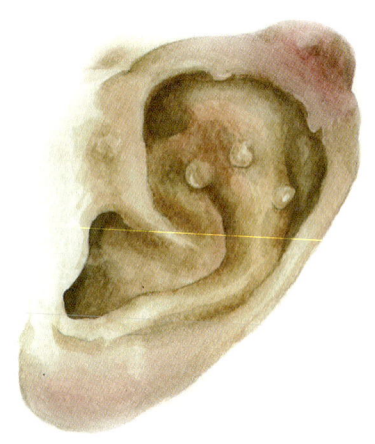

4-2 혈청 요산 수치

요산치란 혈액 중 요산의 농도를 뜻하며, 1㎗의 혈액에 몇 ㎎의 요산이 포함되어 있는지를 나타낸다. 정확히는 '혈청 요산치'라고 불린다.

흔히 혈중 요산 수치가 높으면 통풍이라는 등식이 성립하는 것으로 생각하는 경향이 있다. 그러나 이것은 커다란 오류의 가능성을 내포하고 있는 잘못된 생각이다. 통계에 따르면 전체 인구의 5~20%는 혈액검사에서 요산 수치가 높게(>7mg/dL) 나온다. 그중 통풍에 걸리게 되는 사람은 열 명 중 한두 명에 불과하다. 또한 실제로 급성 통풍 발작으로 병원을 찾는 환자들에서도 요산 수치가 정상인 경우가 약 30~40%에 이른다. 따라서 관절이 아프면서 요산 수치가 높다고 해서 모두 다 통풍이라고 할 수 없고, 요산 수치가 낮게 나온다고 해서 통풍이 아니라고 할 수도 없다. 또한 연부조직의 감염의 경우에도 관절이 아프고 뜨겁고 빨갛게 되면서 종종 요산 수치가 올라가게 된다. 이런 경우를 통풍으로 추정하고 치료하게 되면 부적절한 치료일 뿐 아니라, 심각한 합병증과 후유증을 초래할 가능성이 있으므로 주의해야 한다.

요산 수치는 통풍뿐만 아니라 다른 질병 상태에서도 증가한다. 예를 들면 부갑상선 기능항진증, 갑상선 기능저하증, 건선, 몇 가지 특별한 혈액질환이나 혈액암 등이다. 따라서 요산 수치가 상승하였을 때는 별다른 의미가 없는 무증상 고요산혈증인지, 통풍이나 다른 여러 질환과 관련이 있는지 신중하게 판단하여야 한다.

4-3 혈청 생화학 검사

환자의 간기능, 콩팥기능, 당뇨 검사 등을 유의해서 보아야 한다.

간기능이 나쁜 경우에는 치료 약물의 선택이나 용량 조절에 조심해야 한다. 통풍탕은 복용해 보면 알겠지만 많이 쓰지도 않고 진하지도 않다. 이는 간에 부담이 되는 한약재는 사용하지 않기 때문이다. 따라서 많은 간염 환자들도 안심하고 복용 중에 있다.

콩팥기능은 요산 침착에 의한 신장 기능 이상을 판단하는 데 중요하고 또한 약물의 선택과 용량 조절에 있어서도 아주 중요한 요소이다. 그러나 노인이나 야윈 사람의 경우, '크레아티닌(Creatinine)'만으로는 신장 기능을 정확히 평가할 수 없으므로 다른 정밀한 검사가 필요할 수도 있다. 양방의 검사상 크레아티닌(Creatinine) 수치가 정상이라고 하더라도 통풍환자들의 크레아티닌(Creatinine)수치는 경계권에 형성되어 있는 경우가 많다.

통풍 환자의 약 절반은 비만과 고지혈증, 또 다른 절반은 당뇨의 전단계인 인슐린 저항성을 동반하므로 당뇨 검사와 콜레스테롤 검사도 해 보아야 한다. 특히 콜레스테롤 중에서도 중성 지방과 HDL(고밀도 지단백) 수치를 눈여겨보아야 한다.

4-4 혈구수치

급성 발작 시, 특히 여러 관절을 함께 침범한 경우에 백혈구 수치가 올라갈 수 있다. 흔히 열이 동반되기도 한다. 이런 경우에는 전신 감염과 증상이 아주 유사하므로 감별에 각별히 주의해야 한다.

4-5 소변검사

24시간 소변 검사로 요산 배설량을 측정하는 것이 도움이 될 수 있다. 통풍 환자에 있어서 소변 검사는 '보통 소변검사'와 '24시간 소변검사'의 2단계로 나누어진다. 일반 검사에서 소변에 피가 보이거나 단백뇨가 있는 경우에는 요산 침착에 의해 콩팥이 상했거나 결석이 있을 가능성을 암시하므로 신장을 정밀하게 조사해 보아야 한다. 24시간 소변검사는 저녁 8시부터 다음날 저녁 8시까지 만 하루 동안 소변을 모아서 단백량, 요산량, 크레아틴, 크레아틴 청소율 등을 측정하는 방법이다. 정상적인 식사를 하고 있는 상태에서 24시간 소변에 배설된 요산량이 800mg 이상이면 체내에서 요산을 많이 생산하는 체질로 판단된다. 만일 요산량이 1,100mg을 넘을 경우는 콩팥이 손상될 위험이 높은 사람이므로 주의해서 콩팥 기능을 추적해야 한다. 이렇게 해서 얻어진 요산량과 크레아티닌 청소율은 콩팥 기능저하가 의심되는 환자에게 약물 선택과 용량의 조절에 있어 필수적인 자료이다.

4-6 관절 활액 분석

발적을 동반한 급성 관절염으로 내원한 환자에게서 관절액을 뽑아서 분석하는 것은 유사 통풍이나 감염과 같은 질환들을 감별하고 통풍을 확진하기 위한 중요하고도 필수적인 검사이다. 편광 현미경 소견상 편광축에 따라 특이한 색깔 변화를 갖는 바늘처럼 생긴 요산 결정이 백혈구에 탐식된 소견으로 통풍을 확진하게 된다. 비슷하지만 다른 질환인 '유사통풍'의 경우 통풍과 반대의 색깔변화를 갖는 직사각형이나 마름모꼴 결정의 검출로 감별이 가능하다. 이 관절 활액 분석은 통풍 환자에게는 일생에 꼭 한 번, 그리고 단 한 번만 필요한 검사이다. 하지만 예외적으로, 감염이 의심되는 경우나 치료가 잘 되지 않는 급성 발작의 경우에는 다시 검사가 필요할 수도 있다. 특히 만성 통풍성 관절염에 의해 손상된 관절은 세균 감염에 의한 이차적인 화농성 관절염의 합병 가능성이 증가하므로 항상 경각심을 가져야 한다.

4-7 방사선 촬영

초기에는 정상 소견이거나 연부 조직이 부은 소견만 나오게 되지만 시간이 흐르면서 결절이 생기면 결절을 암시하는 뽀얀 음영이 나오게 된다. 그러나 무엇보다도 특징적인 것은 관절의 뼈를 녹여 들어간(미란) 소견인데 류마티스 관절염과의 감별이 중요하다. 류마티스 관절염보다는 통풍을 암시하는 소견들은 다음과 같다.

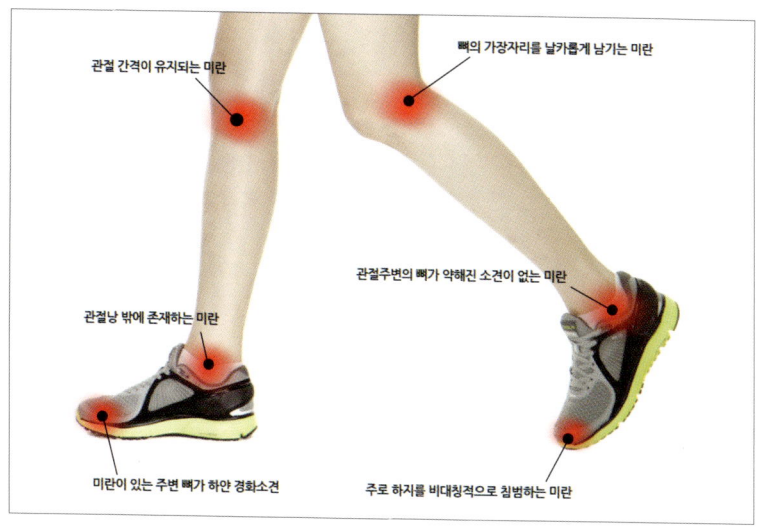

통풍은 요산수치가 높다는 것만으로 확정할 수 없다. 보통 심한 염증성 관절염이 갑자기 말초 관절 특히 하지에 나타나면 먼저 통풍을 의심해 볼 수 있는데 가장 정확한 방법은 편광현미경으로 통증이 있는 부위의 관절액을 채취해서 바늘 모양의 요산결정이 보이면 통풍이라고 확진할 수 있다. 급성 통풍의 경우 요산결정이 95% 이상 발견되지만, 만약 이런 소견이 없을 때는 특징적인 임상증상과 콜킨에 대한 뚜렷한 반응, 고요산혈증 등으로 진단이 가능하다. 또 귓불이나 다리, 팔꿈치, 손 같은 곳에 요산이 고여 '통풍 결절'이라는 혹이 생기는 것도 통풍 진단의 근거가 된다.

혈액 내 요산수치가 낮아도 편광현미경상 요산결정이 관찰될 수 있는

데, 이는 몸 전체 요산 수치는 낮지만 요산이 한군데에 많이 쌓여 있기 때문이다. 통증은 없지만 요산 수치가 7mg/dL 이상이 되어서 통풍으로 의심을 받는 경우가 많은데 이는 단지 혈액 내에 요산이 많이 있는 것으로 고요산혈증이라 보며 이것만으로 통풍이라고 얘기할 수는 없다. 일반인들 역시 퓨린이 함유된 음식을 많이 먹고 몸 안에 요산수치가 높아진다면 고요산혈증으로 나타날 수 있지만 신장의 기능이 좋아 노폐물을 원활히 배설하기 때문에 수일 내에 요산수치가 정상으로 돌아온다.

5장
통풍의 치료

하지만 오가닉한의원에서는 통풍탕으로 1,000명이 넘는 환자를 95% 이상 완치시킨 경험으로 논문을 발표하였다. 그 이후에도 2,000명 이상의 통풍환자들을 진료했고 완치율 95%는 변하지 않고 있다.

5장

통풍의 치료

현재 양방에서는 '통풍은 완치가 없다. 평생 관리해야 하는 병이다.'라고 이야기한다. 이는 이전에 통풍의 분류에서 이야기했듯이 통풍이 류마티스 관절염의 하위질환으로 잡혀 있기 때문이다. 류마티스 관절염은 아토피와 같은 자가면역 질환이기 때문에 현재 양방에서 연구 중인 것이고 이것보다 작은 범주인 통풍이란 병에 대해서는 연구가 부족한 것이 현실이다. 따라서 요산이 많이 쌓여서 통풍에 걸리기 때문에 요산이 많은 음식 먹지 말고, 요산이 그래도 몸에 쌓인다면 자이로릭이나 콜킨과 같은 약으로 요산을 배출시키겠다는 것이 현재의 양방 치료의 전부인 것이다.

하지만 오가닉한의원에서는 통풍탕으로 1,000명이 넘는 환자를 95% 이상 완치시킨 경험으로 논문을 발표하였다. 그 이후에도 2,000명 이상의 통풍환자들을 진료했고 완치율 95%는 변하지 않고 있다.

복용법

한약복용방법(1제 60봉)

1일 2~5봉 복용하십시오. 식전, 식후 상관없이 차갑게 천천히 드세요.
한 봉을 물 500ml에 타서 차처럼 마셔도 좋습니다.
통풍탕은 몸의 요산을 소변으로 배출시키는 효과가 있으므로 많은 양의 물과 같이 드시면 더욱 좋습니다.

하루에 최소2봉 이상 (통증이 없으실 때는 하루2봉) 술과 고기를 드시거나 통증이 심하실 때는 하루에 5봉까지 드셔도 됩니다.
통풍탕은 다른 한약과 달리 검거나 쓰지 않아 복용하기 좋습니다.
통풍탕은 첨가제를 넣지 않아 묽지만 효과는 절대적입니다.

한약보관방법

보관은 냉장실입니다. 통풍탕은 따뜻하게 데워먹으면 약효가 떨어집니다.
(냉동실에 얼리시면 안되고, 팩을 전자레인지에 데우시면 절대 안됩니다.)

약을 드시면서 나타날 수 있는 반응

또한 한약을 처음 드시게 되면 명현현상(호전반응)으로 소변량의 증가나 일시적인 통풍발작 등이 생길 수 있는데 1일 2~3회 복용하시는 경우는 1일 4~5회 복용으로 늘리시고 한번 먹는 분량을 30분에서 1시간정도 간격으로 여러번 나누어 복용하십시오. 그래도 불편하면 이틀 정도 쉬었다가 복용하십시오. 명현현상(호전반응)은 3~5일 정도 지나면 소실되는 증상이 많습니다.

금기식품

통풍탕의 최대 장점이 금기식품과 생활관리가 없다는 것입니다. 이는 통풍탕이 몸속의 요산을 충분히 소변으로 빼주기 때문입니다. 따라서 술과 고기등을 드셔도 예전과 같은 통증은 나타나지 않을 것입니다. 혹시나 술과 고기등을 드시고 통풍발작이 생긴다면 통풍탕 복용을 늘리시면 됩니다.
술과 고기를 드시면서 통풍탕을 복용하면 요산수치는 높게 나오겠지만 통증은 없을 것이며 (고요산증이나 통풍으로 진단불가), 술과 고기를 덜 드시면서 통풍탕 한약을 복용하면 요산수치도 낮고 통증도 없을 것입니다.

**1000명 이상의 통풍환자가 치료되었습니다.
믿고 따라만 오시면 됩니다.**

오가닉한의원 원장
한의학 박사 이원복

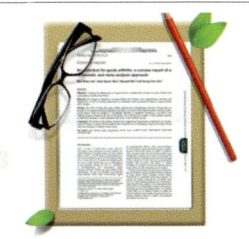
통풍논문 보러가기

5-1 일반적인 통풍치료 방법과 한계

현재 양방에서 통풍을 치료한다는 것은 신장내과, 류머티스내과, 정형외과, 통증의학과 네 가지로 구분되어 있고 각각 치료관점이 다르다. 기본적인 대전제는 요산의 생성을 억제하고 배설하는 콜킨, 자이로릭이라는 두 가지 약물이며, 통증을 줄이기 위한 진통소염제, 스테로이드 주사제도 이용되고 있다. 하지만 이 약물들을 오래 쓰게 되면 결국에 신장에 부담을 준다. 따라서 신장이 안 좋아서 생기는 통풍이라는 질병에, 일시적 효과를 얻기 위해 신장에 안 좋은 약물을 쓴다는 것 자체가 아이러니한 것이다.

현재 일부 병원 또는 통풍을 다루는 책에서 뼈의 온도를 65도로 맞추어서 요산을 녹인다는 치료법이 있는데 이는 국소적인 부위에 혈액순환을 도와 요산을 배출시킨다는 뜻에서 좋지만 결국에 신장 기능을 활성화시켜 요산을 직접적으로 몸 밖으로 배출해야 한다는 점을 놓치고 있다. 따라서 통증이 있는 부위에 열을 가해서 요산을 녹인다면 그 요산은 배출되지 못하고 몸 안에서 돌아다닐 것이며, 같은 부위나 또 다른 부위에 요산이 침착되어 통증이 재발하게 될 것이다. 따라서 근본적인 치료방법이 될 수 없다.

통풍의 초기 증상은 1~2주일 경이면 사라져 방심할 수도 있다. 하지만 방치해 두어 발작 빈도가 잦아지게 되면 관절이 파괴되어 모양이 일그러지는 관절기형 혹은 만성 통풍으로 이행될 수 있다. 또한 합병증으로 인해 신장병, 요로결석 등을 유발할 수도 있다. 따라서 적절한 시기에 필요한 치료를 받는 것이 필수적이다.

5-2 콜킨 바로알기

난치병 중의 하나로 알려진 통풍은 요산의 생성을 억제시키면서 염증을 완화시키고 관절에 쌓인 요산 결정체가 빠져나가도록 촉진시키는 약물요법을 시행한다. 전형적인 증상이 나타나기 이전의 전조증상으로 관절의 이상 감각이나 둔한 통증, 따스한 열감 등이 나타날 수 있다. 그때 '콜킨'이라는 약을 복용하면 전형적인 증상을 가라앉힐 수 있다. 하지만 심한 통증이 일어난 후에는 콜킨이 별 효과가 없다. 이때는 통증과 염증을 억제하는 비스테로이드계 소염진통제를 사용하게 된다. 전형적인 경우 1일 이내에 효과가 나타나서 2~3일 이내에 증상이 호전된다. 증상이 호전되면 용량을 차차 줄여서 중단하도록 한다.

전통적으로 소염진통제는 인도메써신이 표준으로 여겨져 왔지만 두통이나 간 기능 이상, 또는 골수 억제 등 부작용의 가능성이 있다. 콜킨(colchicine) 경구 투여도 효과가 좋지만 위장관 부작용이 더 많다. 이 외의 부작용으로 탈모증, 골수억제, 간세포 독성이 있으며 이들 부작용은 용량에 비례한다. 장기 투여 시 주기적인 혈액 검사가 필요하다.

스테로이드는 비스테로이드성 소염제나 콜킨을 쓸 수 없는 경우(수술 후)에만 쓸 수 있다. 한 개 관절에만 심한 경우는 관절강내 주사를 고려해 볼 수 있다. 하지만 감염이나 당뇨가 있는 경우에는 스테로이드를 피하는 것이 좋다. 혈중 요산강하제를 복용하지 않은 사람에게는 급성기에 요산강하제를 투여하면 증상이 더 악화될 수 있으므로 금기이지만, 써 오던 사람은 중단하지 말고 계속 써야 한다.

통풍발작이 없을 때는 체내 요산을 조절하는 치료법으로 요산이 생성되는 것을 억제하거나 신장으로부터 요산 배설을 촉진시켜 재발을 방지하는 것이 치료의 목표이다. 급성기 이후에 계속적으로 재발하는 경우 콜킨 1일 0.6~1.2mg을 경구 복용하는 것이 재발 방지에 효과적인데, 발병 징후가 보이면 비스테로이드성 소염제를 함께 복용한다.

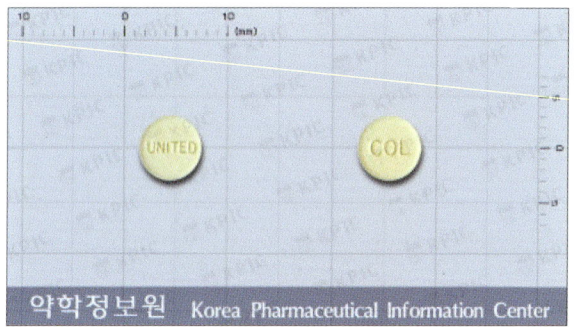

▲ 콜킨

5-3 자이로릭 바로 알기

재발이 흔하거나 고요산혈증이 심하거나 통풍 결절이 있거나 요로 결석이 있거나 요중 요산배설과다인 경우에는 혈중 요산강하제를 투여하여 혈중 요산치를 6mg/dL 이하로 유지한다. 혈중 요산강하제로는 요산 생산을 감소시키는 자이로릭과 소변으로의 요산배설을 촉진시키는 요산뇨배설 촉진제(uricosuric agent)와 같은 약제가 있는데, 요로 결석이나 신부전이 있으면 요산뇨배설 촉진제를 쓰면 안 되고 요산 생산을 감소시키는 약제를 써야 한다. 혈중 요산강하제를 투여하고 처음 수개월 간은 오히려 재발 횟수가 늘어날 수가 있으므로 예방적 콜킨을 함께 투여해야 한다. 12~18개월 정도 투여하면 효과가 나타나 재발 횟수가 줄어든다.

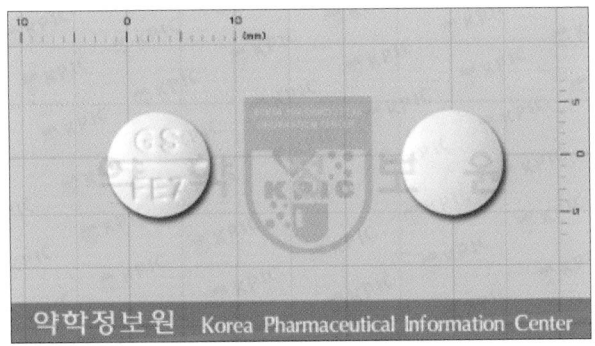

▲ 자이로릭

자이로릭은 xanthine oxidase를 억제하여 요산의 생산을 감소시킨다. 주로 체내 요산 생성이 많은 사람에게 적용되지만 요산 분비가 적은 사람에게도 효과가 있으므로 많이 쓰는 약물이다. 보통 1일 1회 300mg을 투여하는데 최고 900mg까지 투여하기도 한다. 신기능 장애가 있는 경우 100mg을 1일 1회 또는 격일로 투여하기도 한다. 이 약물은 여러 가지 고려사항과 금기증, 그리고 상황에 따른 용량 조절이 필요한 약물로서 일반에 알려진 바와 같이 통풍 환자라면 아무나, 아무렇게나 복용해서는 안 된다. 오남용 시 큰 대가를 치를 수 있으므로 반드시 전문가와 상의를 해야 한다. 부작용으로 위장 장애나 설사, 피부 발적이 약 3%에서 생기고 약 0.4%에서는 심한 과민 반응을 유발할 수 있다.

요산강하 치료는 발작 횟수, 요산 수치, 결절이나 요산 결석의 존재 여부 등을 신중히 고려하여 시작해야 한다. 통풍 발작이 처음 발생한 후 재발되는 확률은 1년 내에 62%, 2년 내에 78%, 10년 동안 93%이다. 따라서 10년이 지나도록 재발하지 않는 7%의 사람들을 위해 첫 발작 후 바로 요산강하 치료를 시작하지 않고 두 번째나 세 번째 발작 시에 시작하는 것이 일반적이다. 그러나 요산 수치가 9mg/dL 이상일 때는 재발의 가능성이 크고 결절을 조기에 형성하는 경향이 있기 때문에 빨리 시작하는 것을 고려해 보아야 한다. 이미 통풍 결절이나 결석이 존재하는 경우는 약물에 대한 특별한 금기가 없는 한 요산강하 치료를 필히 시작해야 한다.

요산강하 치료를 시작하는 데 있어 몇 가지 주의해야 할 점이 있다. 첫째, 급성기에는 시작하지 않는다는 것이다. 급격한 요산 수치의 변동은 급성 통풍을 악화시키거나 치료를 더디게 하기 때문에 반드시 급성기 치료로 발작이 가라앉고 나서 약 3~4주가 지나서 시작해야 한다. 둘째, 요산강하 치료의 시작과 더불어 통풍이 악화되는 수가 있기 때문에 예방 목적으로 반드시 콜킨을 먼저 시작한 후 요산강하 약물을 시작해야 한다는 것이다. 셋째, 이런 약물을 복용 중 통풍 발작이 일어났을 때는 요산강하 치료를 중단하지 않고 급성기 치료만 추가한다는 점이다. 왜냐하면 요산강하 치료를 중단하면 다시 혈중 요산이 증가하면서 발작을 악화시키거나 호전을 지연시킬 수 있기 때문이다.

일단 치료를 시작하면 요산 수치를 6.0mg/dL 이하로 낮추는 것이 목표가 된다. 지속적으로 이 수치를 유지하게 되면 피하의 결절도 점차 녹아 없어지게 된다. 그러나 결절이 없어지고 통풍 발작이 수년 동안 없었다고 해도 별다른 부작용이 없는 한 낮은 용량으로 치료를 중단하지 않고 계속하는 것이 현명하다. 만일 치료를 중단하게 되면 많은 경우에는 1~2년 안에 다시 발작이 시작되고 3~4년 안에 피하 결절이 재발하여 뼈의 파괴가 계속되게 된다.

요산뇨배설 촉진제로는 probenecid 0.5~1mg 1일 2회 또는 sulfinpyrazone 100mg 1일 3~4회 투여한다. 이 약물들은 요산의 분비가 저하된 환자들에게만 유효한데 반드시 다음의 조건을 만족해야만 치료를 시작할 수 있다.

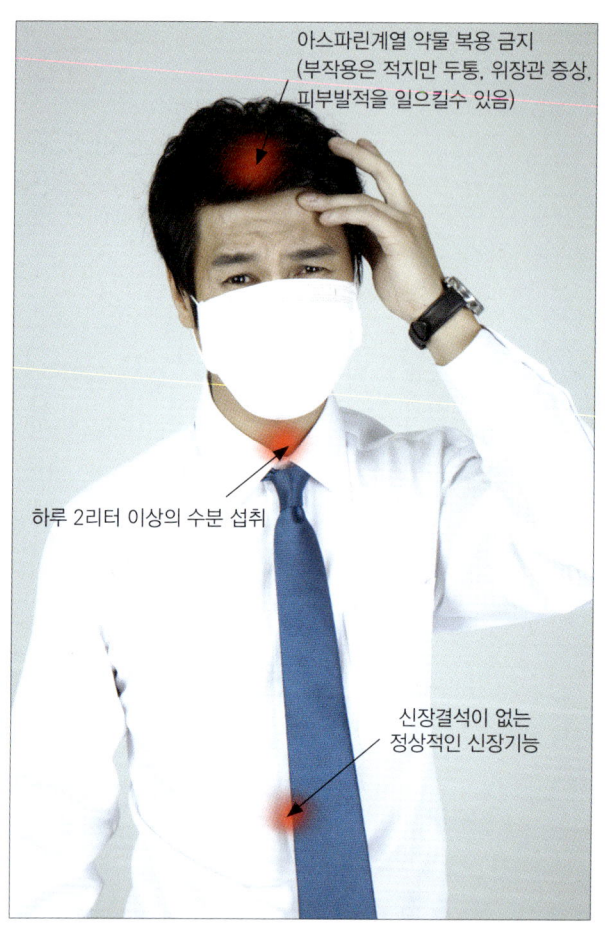

흥미로운 것은 고혈압 치료제 중 '로사탄'이라는 약물과 고지혈증 치료제 중 '페너피브레이트'라는 약물이 요산분비 촉진효과가 있다는 점이다. 통풍 환자 중 고혈압이나 고지혈증이 있는 분들은 이런 약물을 사용하면 일석이조의 효과를 거둘 수 있다. 반면 이뇨제, 하루 2g 이상의 아스피린, 싸이클로스포린(면역억제제), 나이어신(고지혈증치료제), 에탐

뷰톨(결핵약), 피러지내마이드(결핵약) 등은 통풍을 악화시킬 수 있으므로 신중하게 고려해야 한다.

5-4 수술요법

제대로 진단되어 올바른 치료를 받는다면 통풍은 일생동안 수술할 일이 없는 질환이므로 통풍이 만성적으로 진행하여 피부 밑에 결절이 만져진다 해도 수술로 제거하려 해서는 안 된다. 왜냐하면 통풍 결절은 약물 치료로 얼마든지 호전시킬 수 있는데 한 번 절개를 하면 잘 낫지 않고 장기적으로 흘러나와서 골치 아픈 상태가 되기 때문이다. 그러나 통풍 결절이 신경을 누르거나 중요 장기에서 중한 합병증을 일으키는 경우, 깊은 감염을 일으켜서 항생제도 소용이 없다. 만성적으로 고름이 흘러나오는 경우에는 예외적으로 수술이 필요할 수도 있다.

5-5 민간요법

통풍은 환자군이 많지만 양방 쪽에서 연구가 부족하기 때문에 민간요법이 많이 활성화되어 있는 현실이다. 개다래, 현미, 발효음식, 양배추, 미나리 등의 식품으로 통풍을 고쳤다고 주장하는 사람들이 많다. 일부 사람들이 효과를 보았다고 해서 그것을 일반화시켜 통풍을 전부 고칠 수 있다고 주장하는 것은 위험하며 여러 식품들을 복용하다가 우연히 효과를 본 경우도 있기 때문에 어떠한 특정 음식이 통풍에 최고라고 말하기에는 힘들다.

하지만 통풍탕과 같이 복용하였을 때 효과를 보는 것으로는 배즙과 수박과 같이 이뇨작용을 도와줄 수 있는 식품들이 좋다. 또한 커피는 프림이나 설탕이 없이 아메리카노로 마시는 것이 좋다. 또한 뜨거운 음료보다는 찬 음료가 즉각적으로 소변의 양을 늘려 주기 때문에 소변으로 요산을 빼 주는 시기에는 찬 음료를 권장한다. 통풍탕 역시 차게 먹는 것이 더 효과가 좋다.

일반 식품에 비유하자면 오이냐 당근이냐를 따지면 수분이 많은 오이를 먹는 게 낫다는 생각으로 음식을 고르면 된다.

5-6 통풍의 한의학적 치료

일반적인 한의원에서의 통풍의 기본치료는 行氣活血과 溫寒除濕을 위주로 通經하는 方劑를 위주로 하여 증상에 따라 약재를 가감하여 사용한다. 따라서 오가닉한의원 이외에 다른 한의원의 한약은 사람에 따라 처방이 다를 수밖에 없다.

한편 통증발작은 수반되지 않고 건강진단 시 고요산혈증만 발견되었을 때에는 전신의 수액대사를 조절하는 이수(利水)의 치료법이 임상적으로 보다 유효하다. 한편, 통증이 심하다고 해서 류머티즘과 착각하여 부자가 들어간 처방을 썼을 때는 신장에서의 요산 재흡수가 항진되어 다시 요산을 혈중으로 되돌려 보내므로 주의하여야 한다.

오가닉한의원을 제외한 일반 한의원에서는 발작 시 요산을 소변으로 배설시키고 요산의 과잉 생성을 억제하는 약물을 다용한다. 정상적인 소변 및 수액대사를 촉진시키는 복령, 택사, 방기 등, 관절 부위의 통증과 염증의 원인인 노폐물을 제거하는 창출, 진피 등, 관절 부위의 염증을 없애고 살충작용을 하는 황금, 고삼, 사상자 등, 관절주위에 생기는 통증을 제거하는 우슬, 오가피, 유향, 몰약 등, 울혈, 정체된 혈행을 순환시키는 당귀, 천궁 등을 적절하게 배합해서 치료한다. 그리고 일반 한의원에서는 통풍 발작기에는 약물치료와 함께 부항요법, 전침요법 등을 병행하고 있는 곳이 많은 것이 현실이다.

발작이 일어났을 때는 일단 아픈 관절에 무리를 가해서는 안 된다. 베개 등을 받쳐서 아픈 부위를 좀 높게 해 주는 것이 도움이 되며 신발도 편한 것을 신도록 한다. 그러나 다른 관절질환과 달리 온찜질은 해롭다. 우선적으로 발작이 일어났을 때는 24시간 동안은 냉찜질을 하고 발작이 가라앉고 나서부터 온찜질을 시작하는 것이 좋다.

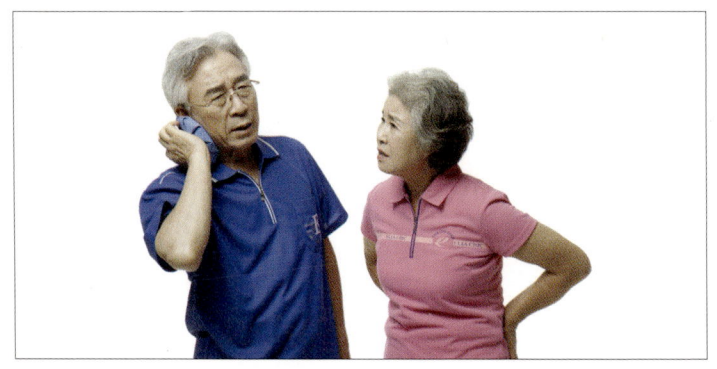

5-7 명현반응

우리는 아프면 병원에 가고 약을 먹고 치료를 받는다. 병원에 가고 약을 먹고 치료를 받는 이유는 아프지 않기 위해서다. 그런데 통풍 치료 시에는 요산이 침착되어 있는 각각의 관절당 50%의 확률로 명현 반응이 나타난다. 명현반응이란 약을 먹고 나서 일어나는 인체 반응의 한 가지로 완전한 치료가 되기 위해서 거쳐 가야 할 부분이다. 요산결정은 바늘과 같이 뾰족한 모양으로 50%의 환자에게서는 부드럽게 잘 배출된다. 하지만 나머지 50%의 환자는 요산결정이 배출될 때 조직이나 세포를 건드리면서 배출된다. 이때는 통증이 수반될 수밖에 없다.

통풍탕을 먹고 요산결정이 빠질 때 몸의 가장 먼 부위부터 먼저 빠지게 된다. 만약 다리에 통증이 있다면 발가락, 발목, 무릎 순으로 요산결정이 빠지게 된다. 통풍은 관절에 생기는 질환이기 때문에 관절 이외의 부위에서는 명현반응이 나타나지 않는다. 그리고 명현반응이 한번 생긴 부위는 그 뒤에 명현반응이 다시 나올 때 이전의 통증보다는 덜하게 된다. 상담 시 적혈구의 연전현상을 이야기할 때 적혈구가 따로 떨어져서 다니는 모양은 맑고 깨끗한 계곡물로, 적혈구가 같이 뭉쳐져서 다니는 모양은 흐름이 좋지 않고 오염된 호숫물로 표현한다. 요산결정은 모래알이라고 생각하면 된다. 전체적인 흐름이 빨라진다면 퇴적된 모래알(요산결정)은 자연스럽게 흘러내려 간다. 이때 모래알이 옆에 부위를 스치면서 나가는 것이 명현반응이라고 생각하면 된다.

통풍환자들을 진료하면서 가장 힘든 부분 중의 하나가 명현반응을 잘 버텨 내자고 설득하는 부분이다.

몸 안의 혈액 흐름을 좋게 해서 요산이 배출될 때 약 50%의 환자에서 명현반응이 관찰된다. 명현반응이란 두 가지로 나눌 수 있는데
첫째, 소변의 이상이다. 소변의 이상은 소변 색이 달라진다든지 많이 노래지거나 많이 맑아지거나 소변 양이 증가하거나 소변에 거품이 생기는 것으로 구분할 수 있는데 이것은 몸 안의 노폐물이 배출되는 것을 관찰하는 증상이다.
둘째, 통풍이 있었던 부위에 극심한 통증이 생길 수 있다. 이것은 통풍이 있었던 부위에 이미 침착되어 있던 바늘 모양의 요산 결정이 빠질 때 옆 조직을 찌르고 긁으면서 발생하는 증상이다. 그럴 때에는 통증이 심하기 때문에 양방의 진통소염제라든지 콜킨 자이로릭 같은 약을 같이 복용하는 것도 좋고 통풍탕 같은 경우에는 복용을 늘려서 빠르게 세포를 찌르고 있는 바늘 모양의 요산 결정을 빼 주는 것이 도움이 된다. 이 통증이 빠르게 진정이 된다면 하루 만에 통증이 없어질 수도 있으며 바늘 모양의 결정이 단단히 옆의 세포에 박혔다면 통증이 일주일 정도 지속되기도 한다. 따라서 통증의 지속됨을 막기 위해서는 그 부위에 압력을 가하거나 주무르는 행동은 좋지 않다.
명현현상은 개개인마다 차이가 있는데 어떤 환자들은 한 번에 몸 안에 쌓여 있던 요산들이 빠져나가기도 하고 어떤 사람은 양파껍질처럼 한 꺼풀 한 꺼풀 빠져나가기도 한다. 단 한 가지 규칙이 있다. 요산이 가장

먼저 빠지는 곳은 말초라는 점이다. 그리고 주로 요산이 침착되었던 부위에 통증이 있다. 예를 들어 우측 무릎과 우측 엄지발가락이 아프고 왼쪽 발목과 왼쪽 엄지발가락에 통풍발작이 있었던 환자에게 모든 부위에서 명현현상이 생긴다면 우측 다리에 발생한 명현현상의 순서는 우측 발가락 그 후 우측 무릎, 좌측은 좌측 발가락 그 후 좌측 발목 순으로 된다. 또한 통증이 없었던 부위에서도 피부가 붉게 변하거나 뻐근한 증상이 나타날 수도 있는데 이것은 자신도 모르는 사이에 그 부위에 요산이 어느 정도 침착이 될 준비를 하고 있었다는 뜻이다. 이 역시 통풍탕을 복용하여 혈액순환이 좋아지면 증상이 소실된다.

명현현상(호전반응)

한약을 처음 드시에 되면 명현현상(호전반응)으로 소변량의 증가나 일시적인 통풍발작 등이 생길 수 있는데 1일 2~3회 복용하시는 경우는 1일 4~5회 복용으로 늘리시고 한번 먹는 분량을 30분에서 1시간정도 간격으로 여러 번 나누어 복용하십시오. 그래도 불편하면 이틀정도 쉬었다가 복용하십시오. 명현현상(호전반응)은 3~5일 정도 지나면 소실되는 증상이 많습니다.

30분에서 1시간 정도 간격으로 여러 번 나누어 복용하십시오.

6장
통풍 완치의 길

이렇게 된다면 자연스럽게 흐름이 좋아지기 때문에 퓨린이 함유된 음식을 먹어도 몸 안에 요산이 침착되지 않고 통풍완치가 되는 것이다.

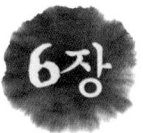

6장

통풍 완치의 길

원장님 정말로 통풍이 완치가 되나요? 진료를 보면서 가장 많이 받는 질문이다. 이때는 유튜브(www.youtube.com)에 통풍 완치라고 검색하여 통풍의 양방치료의 권위자인 한 양방 대학교수님의 인터뷰 동영상을 틀어 준다.

리포터 : 통풍, 완치가 가능한가요?
교수: 통풍은 완치할 수 있는 병입니다. 요산을 잘 조절하면 통풍이 평생 오지 않을 수 있거든요. 근데 어떤 여러 가지 원인 때문에 요산이 올라가는 것이기 때문에 요산을 올릴 수 있는 여러 원인들을 잘 조절해야 되는 부분이고요. 약물치료가 매우 중요한데 약물 치료를 통해서 요산 수치를 목표치 이하로 떨어뜨리는 것이 지속적으로 잘 관리된다면 아마 평생 통풍 때문에 더 고생하지 않으실 수 있습니다. 통풍은 완치가 가능한 병입니다.

이 인터뷰를 틀어 주면 모든 환자와 보호자들이 고개를 끄떡이기 시작한다. 이만큼 통풍환자들은 통풍완치를 갈망한다.

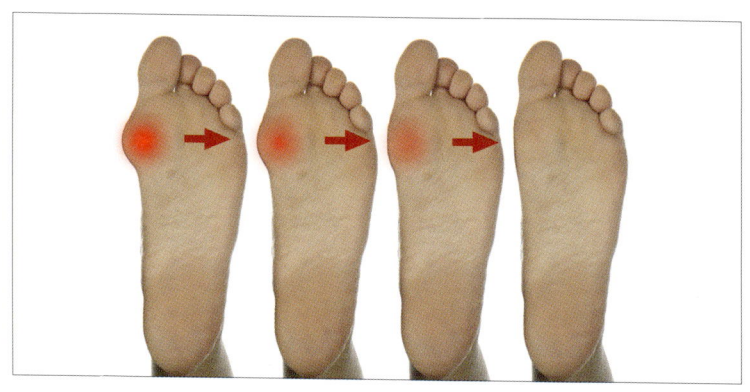

6-1 통풍 관리법

일상생활에서 할 수 있는 통풍관리법은 항상 대전제를 생각해야 한다. 대전제란 몸의 혈액순환을 좋게 해 주는 것이 통풍에 유익하다는 것이다. 하지만 통풍 부위에 직접적으로 자극이나 압력을 가하는 것은 좋지 않다. 따라서 몸의 전반적인 혈액순환에 도움이 되는 사우나라든지 엄지발가락 부위에 통풍이 있다면 족욕 같은 것이 도움이 된다. 따라서 전체적인 혈액순환을 좋게 하기 위해 과도하게 걷거나 뛰는 것은 좋지 않다. 그럴 때에는 자전거 타기와 같은 압력이 가해지지 않는 전신운동을 추천한다. 통풍에 가장 최악인 운동은 바로 등산이다. 산에 오르고 내려갈 때 엄지발가락에 압력이 과도하게 가해지고 돌부리 같은 데 자꾸 부딪혀서 외상이 잘 생기기 때문이다.

간혹 통풍을 치료하기 위해서 한의원에 방문을 하여 그 부위에 침을 맞거나 부항을 뜨고 뜸을 뜨는 사람이 생기는데 이 역시 일시적인 효과는 볼 수 있지만 긴 관점에서 봤을 때 바람직하지 않다. 하지만, 한의원에서 그 부위가 아닌 주위에 침을 맞거나 전체적인 혈액순환을 위해 뜸, 부항을 시술하는 행위는 도움이 된다. 또한 양방에서는 특히 무릎 관절 쪽에 통풍이 있을 경우 주사기로 요산을 빼내기도 하지만, 일시적인 요산 배출에는 도움이 될지 몰라도 이것은 임시방편에 불과하다.

현재까지 논문으로 인정된 가장 근거기반적인 확실한 방법은 통풍탕이다.

우리 몸에 쌓인 요산은 신장을 거쳐서 소변으로 배출되는 것이 가장 이상적이다. 따라서 배출되는 경로를 쉽게 열어 주는 것은 통풍관리에 좋은 방법이다. 예를 들어 발 부분에 통풍이 있다면 잘 때 다리를 올려서 자서 중력을 거스르거나, 앉아서 일을 할 때 아픈 발을 반대쪽 무릎 위에 올려두는 것이 좋은 방법이 될 수 있다. 또한 요산이 빠지기 좋게 하기 위해 이뇨작용을 돕는 음식(수박이나 배와 같은 과일)을 많이 먹는 것이 좋다. 물을 하루에 2L 이상 먹는 것도 많은 도움이 된다.

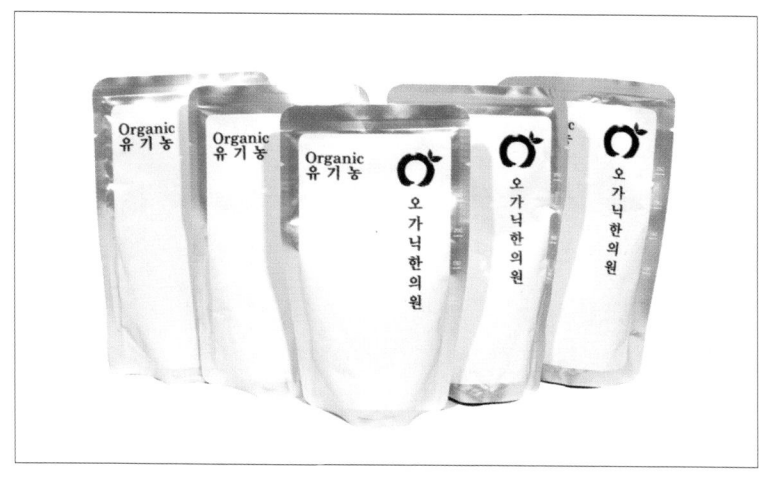

6-2 통풍과 생활습관

통풍이나 고요산혈증이 되는 원인 중의 하나가 비만이다. 통풍 환자의 약 80%는 10% 이상 과체중에 해당하며 60% 정도는 비만 상태이다. 이는 체중이 늘면 요산치가 높아지고 체중이 줄면 줄어드는 경향이 있기 때문이다. 요산치는 체표면적에 비례해 높아진다는 보고가 있듯이 비만은 통풍을 부르는 첫째 요인이다. 그러므로 비만은 건강의 적이라는 것을 명심해야 한다. 특히 40~50대 남성 중 비만형인 사람은 일단 주의해야 한다. 체중을 조금만 줄여도 요산의 배설을 촉진한다. 체중을 잘 조절한 후에는 요산 수치가 정상으로 돌아갈 수도 있으므로 이런 '공공의 적'을 가진 경우는 체중을 줄이는 데 최선을 다해야 한다.

체중감량을 위해서는 우선 총 섭취 에너지를 줄여야 한다. 과식을 삼가고 체중을 줄여야 한다. 첫 번째 목표로는 1개월에 1~2kg씩 줄여 표준 체중 플러스 10% 정도로 조절하는 것이다. 식사제한을 오래 계속할 수 있는 사람은 당뇨병 환자 중 1%에도 못 미친다고는 하지만 식사제한은 하루 이틀의 문제가 아니라 평생치료라 생각하고 지속시켜야 한다. 식사는 포식상태가 아닌 80% 정도로 끝마치는 것이 이상적이다. 먹다가 배가 80% 정도 차면 수저를 놓는 습관을 길러야 한다. 이런 습관을 들이기는 쉽지 않다. 그러나 억지라도 습관화돼야 한다. 하지만 식사제한이 오히려 스트레스가 된다면 이는 몸에 이롭지 못하다.

식사제한을 도저히 할 수 없는 사람은 약물을 활용해서 잘 조절해 나갈 수밖에 없다. 요산치가 8mg/dL 정도라면 생활습관의 개선으로 호전될 수 있겠으나 그 이상의 수치라면 약물과 병행해서 고쳐 나갈 수밖에 없다. 인간은 자신의 욕망에 대해서 약하기 때문에 실패했더라도 낙심하지 말고 계속 도전해야 한다. 그리고 감량을 할 경우 단숨에 이상체중으로 조절하려 하지 말고 1개월에 1kg 정도를 목표로 삼아 서서히 착실하게 감량하는 것이 바람직하다. 지방과 당질의 섭취를 중점적으로 줄이면 비만의 해소는 의외로 좋은 성과를 얻을 수 있을 것이다. 지나치게 조급하고 신경질적으로 감량을 서둘다 보면 오히려 실패할 확률이 크다는 것을 명심해야 한다.

운동으로 비만을 해결하는 방법은 어떨까. 가벼운 운동은 권장하지만 오로지 운동만으로 에너지를 소비시킨다는 것을 어려운 것이다. 예를 들어 작은 단팥빵 하나의 에너지를 소비하자면 30분에서 1시간의 조깅이 필요하다.

오래된 통풍환자분들을 진료하다 보면 하체의 통증 때문에 유산소 운동은 하지 못하지만 상체운동을 꾸준하게 했더니 통풍이 좋아졌다고 이야기하시는 분들도 많다. 이는 전체적인 혈액순환의 개선과 비만의 개선이 동반되는 효과라고 생각하면 된다.

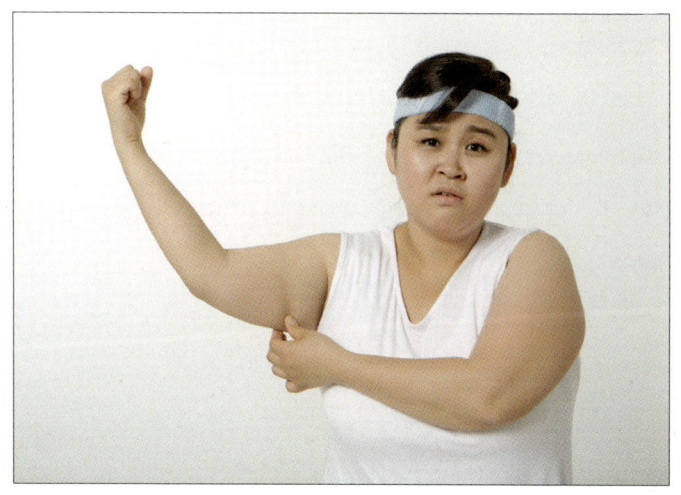

6-3 통풍에 좋은 음식

사실 의학적으로 통풍에 좋은 음식은 물을 제외하고는 존재하지 않는다. 모든 음식들이 퓨린체를 가지고 있고 이것은 몸 안으로 들어오면 요산으로 변형되기 때문이다. 퓨린이 적은 음식들이 존재하지만 각각의 음식들이 통풍에 미치는 영향은 논문으로 나와 있지 않다. 통풍에 대한 연구가 그만큼 부족하기 때문이다.

필자가 생각하는 통풍에 좋은 음식으로는 사과, 배, 포도, 당근, 수박 등의 펙틴(pectin) 성분이 많은 과일이 있다. 펙틴(pectin) 성분은 몸 안에 노폐물을 배출해 주는 역할을 한다. 통풍탕에 역시 펙틴(pectin) 성분은 포함되어 있으며 위에 열거한 음식들과 통풍탕을 함께 복용하면 더 빠른 효과를 볼 수 있었다.

또한 펙틴(pectin) 성분과 관련이 없는 통풍에 좋은 음식으로는 이뇨작용을 시켜 줄 수 있는 음식들이 있다. 이런 음식들로는 민들레, 호박, 커피 등이 있는데 일반인들이 복용하는 정도까지는 복용해도 좋으나 너무 많은 양을 복용했을 때 통풍환자에게 미치는 영향은 연구된 바가 아직 없다.

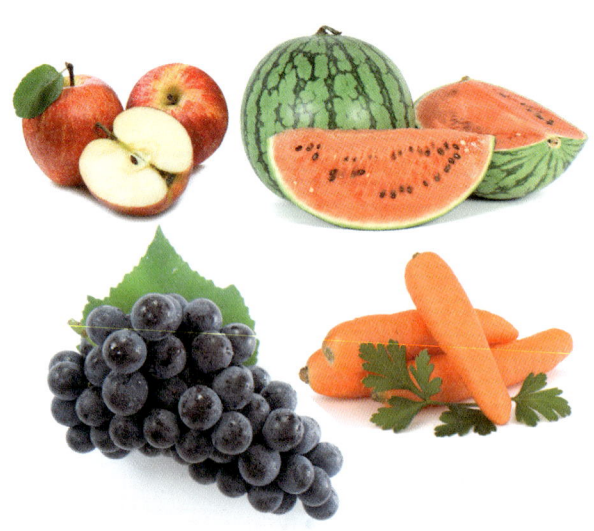

6-4 통풍에 안 좋은 음식

통풍은 치료하는 약도 중요하지만 술, 과식, 스트레스, 과로 등의 유발 요인을 가급적 멀리하는 것이 필요하다. 약물이 발달하기 전에는 퓨린이 많은 음식을 피하는 식이 습관이 강조되었다. 그러나 특별히 퓨린이 많은 음식만을 즐기는 습관이 있지 않은 한 보통 사람이 장기간 노력을 해서 저퓨린 식사를 해도 혈중 요산 수치는 겨우 1mg/dL 정도를 줄일 수 있을 뿐이다. 그러나 현대의 양약 치료로는 4~5mg/dL의 요산 강하를 쉽게 이룰 수 있다. 하지만 약물치료를 계속 하게 된다면 신장에 무리가 가기 때문에 많은 환자들이 통풍탕을 찾고 있는 실정이다.

따라서 요즘은 제대로 치료받고 있다면 고통스럽게 맛없는 식이요법을 하지 않아도 되고 적당히 좋아하는 음식들을 즐겨도 괜찮다. 하지만 한꺼번에 기름진 음식을 폭식하는 것은 여전히 급성 발작의 기폭제가 될 수 있기 때문에 조심해야 한다.

참고로 퓨린이 많은 음식을 알아두는 것도 좋을 것이다. 꽁치, 고등어, 멸치 등 등푸른 생선은 건강에는 좋은 식품이지만, 핵산이 많이 있는 만큼 체내에서 요산을 만들어 내게 되므로 피하는 것이 좋다. 또 요산의 재료가 되는 퓨린체가 많이 함유된 소나 돼지 등 동물의 장기(심장, 간, 콩팥, 지라, 뇌 등)도 줄이는 것이 좋다. 콩, 버섯, 시금치 등의 채소들은 퓨린체를 많이 포함하고 있지만 최근 연구 결과에 따르면 많이 섭취해도 통풍의 발병을 증가시키지는 않는 것으로 밝혀졌다.

지방은 소변을 통한 요산배설을 방해하므로 섭취를 줄이는 것이 좋고,

염분이나 콜레스테롤은 성인병을 유발하므로 섭취를 줄이고 섬유소를 늘려 섭취한다.

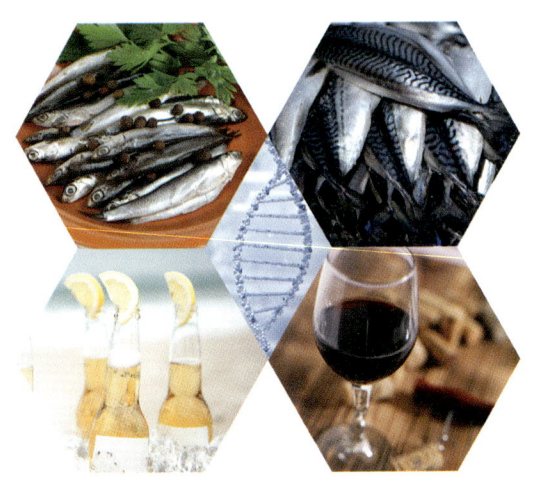

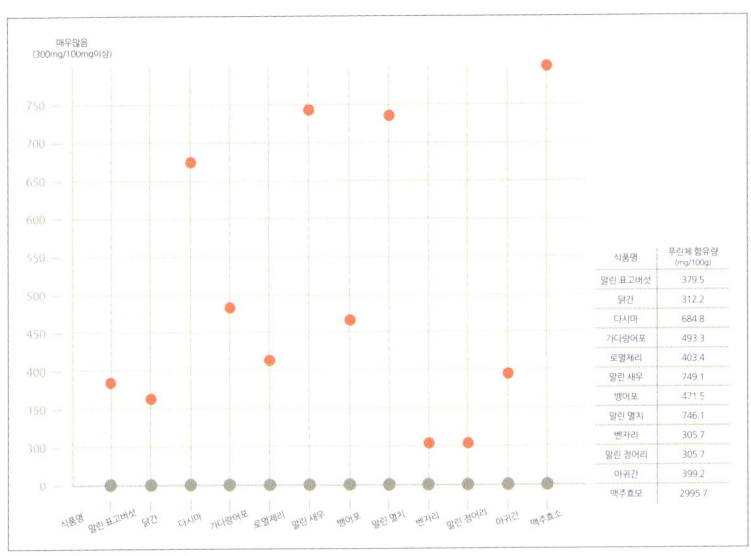

▲ 식품에 따른 퓨린체 함유량 많음

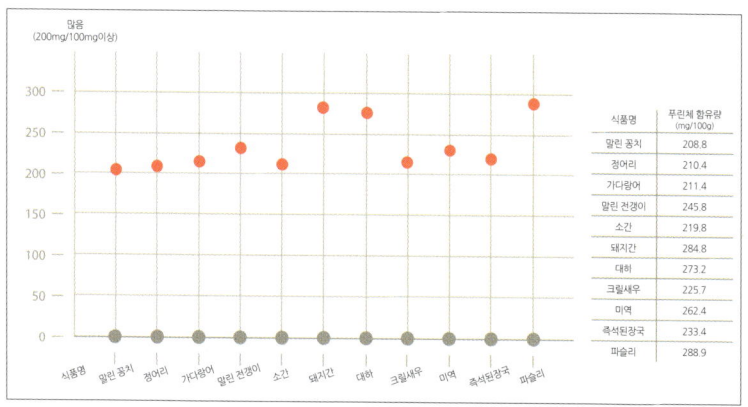

▲ 식품에 따른 퓨린체 함유량 매우 많음

6-5 통풍과 운동

통풍발작은 격렬한 운동에 의해 유발될 수 있기 때문에, 요산치가 정상이 아닐 경우에는 운동을 하지 않는 것이 바람직하다. 정상치를 유지하고 있더라도 운동으로 너무 많은 땀을 흘리는 것은 좋지 않다. 지나친 탈수는 혈액을 농축시켜 요산이 결정화되거나 신장의 여과 기능에 문제를 유발할 수 있기 때문이다. 그러므로 통풍이 있는 사람은 평소에 하루 2리터 이상 충분한 수분 섭취를 통하여 탈수를 예방하고 요산의 분비를 촉진하는 것이 좋다. 관절의 심한 외상, 또는 오래 걷기 같은 사소한 충격이 누적되는 경우에도 통풍 발작이 잘 오므로 편안한 신발을 신는 등 평소에 관절의 충격을 최소화할 수 있도록 유의해야 한다. 그러나 급성 발작이 있는 시기를 제외하고는 특별히 일상 활동이나 운동을 제한할 필요는 없다.

고혈압 역시 악화요인이므로 혈압관리에 노력을 기울여야 한다. 화를 내지 말고 과도한 성관계를 피하는 등 일상생활에서 주의하는 것이 무엇보다 중요하다.

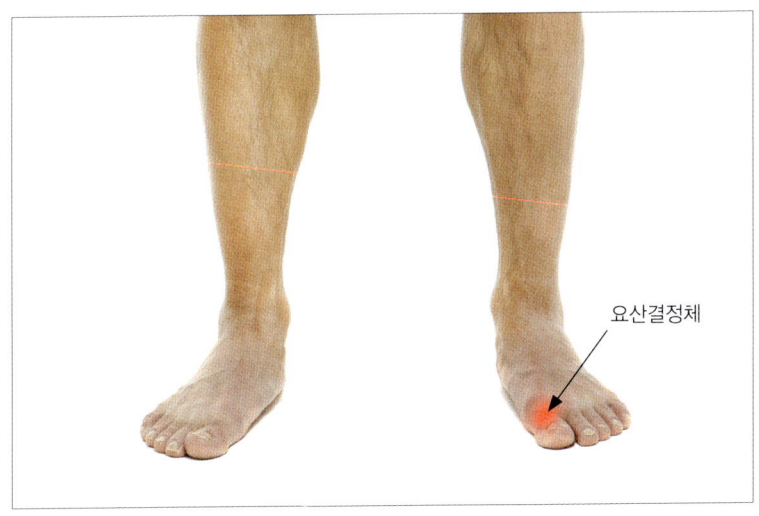

6-6 통풍과 술

많은 환자들이 술을 먹은 날 밤 혹은 술 먹은 다음 날 통풍발작이 일어나서 괴로워하는 것이 현실이다. 일부 통풍환자들은 술을 먹으면 통풍 증세가 줄어들었다고 말하는 사람도 있다. 술은 소주 도수 이상의 술과 그렇지 않은 경우가 있는데 맥주와 같은 도수 이하의 술은 혈액순환을 돕는 작용이 떨어져서 통풍에 안 좋은 영향을 끼치기 때문이다. 하지만, 소주 도수 이상의 술들은 혈액순환을 돕는 효과가 있기 때문에 그나마

조금 나은 면이 있다. 소주 도수 이상의 술을 먹었지만 그 다음 날 통풍이 오는 경우는 소주 자체의 문제라기보다는 같이 먹었던 기름진 안주의 영향이 더 크다. 혹시 소주 도수 이상의 술을 먹고 안주 역시 기름지지 않은 야채를 먹었는데도 그 다음 날 통풍이 심해진다면 이것은 술로 인한 숙취와 피로가 풀리지 않아서 몸의 적혈구들이 연전현상을 일으키는 것이다. 사회생활 때문에 꼭 술을 먹어야 한다면 그 다음날 늦잠을 잘 수 있고 숙취에 대한 피로를 풀 수 있는 날로 잡는 것이 도움이 될 것이다.

술은 퓨린체가 많기 때문에 술을 즐기는 사람은 각별한 섭생이 필요하다. 술은 체내에서 요산의 합성을 촉진시키고 신장으로부터의 요산 배설을 억제하므로 통풍에 있어 최대의 적이다. 그렇기 때문에 통풍발작은 술을 마신 다음날 아침에 일어나기 쉽다. 요산강하 치료를 받아서 요산 수치가 낮아진 상태에서도 음주를 계속하면 통풍 발작을 일으킬 수 있다. 특히 맥주나 효모가 들어 있는 막걸리 같은 곡주들은 퓨린이 많이 함유되어 있으므로 더욱 좋지 않다는 것을 명심할 필요가 있다.

최근 발표된 술의 종류와 양에 따른 통풍 유발 위험도에 관한 연구에서는 맥주가 가장 통풍을 잘 일으키고 양주는 중간, 그리고 와인은 별다른 영향이 없는 것으로 나타났다. 예를 들어 하루에 355㎖짜리 맥주 두 병 이상을 마시면 통풍에 걸릴 위험이 약 2.5배 증가하고, 하루에 44㎖짜리 양주 2잔 이상을 마시는 사람은 약 1.6배 증가하지만, 매일 118㎖짜리 와인 두 잔 이상씩 마시는 경우는 통풍 발병에 별다른 영향이 없었다. 맥주의 구아노신(guanosine)이라는 퓨린이 알코올과 상승 작용을 일으켜 요산치를 높이는 반면 와인에 들어 있는 팔리피놀(polyphenol) 같은 항산화성분은 알코올의 통풍 유발 효과를 상쇄하는 것으로 생각된다. 또한 하루 10~15그램의 알코올을 마시는 남성은 술을 전혀 마시지 않는 남성에 비해 1.3배, 15~30그램의 알코올은 1.5배, 30~50그램의 알코올은 2배, 50그램 이상의 알코올은 2.5배 정도로 통풍에 걸릴 확률이 높은 것으로 나타났다.

모든 알코올류가 대사 과정에서 통풍에 안 좋은 음식인 요산을 생성한다. 알코올은 무조건 요산치를 높이는 주범이라고 생각해야 한다. 따라서 술은 통풍에 안 좋은 음식이라고 생각하는 것이 쉽다. 퓨린체는 최종적으로 요산으로 변환되므로 통풍 발작과 밀접한 관련이 있다. 대부분의 요산은 소변으로 배출되지만 요산의 양이 지나치게 증가하면 미처 배설되지 못한 요산이 체내에 쌓이기 시작해 통풍 발병의 위험을 높인다.

따라서 통풍에 안 좋은 행동 중 하나인 음주는 적당히 하는 것이 좋다.

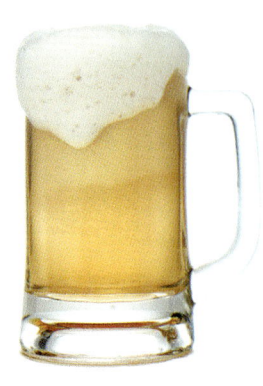

꼭 통풍에 안 좋은 음주를 해야 할 자리라면 통풍탕을 미리 3~4봉 정도 복용하면 통풍발작 없이 안전하게 넘어갈 수 있다.

고기 역시 통풍에 안 좋은 음식으로 이야기되고 있다. 하지만 어떤 음식이라도 과식을 하면 비만이 되고 고요산혈증에 걸리기 쉽다. 식습관을 개선할 때 유념할 사항은 무엇보다 전체 칼로리의 양이다. 평소 자신에

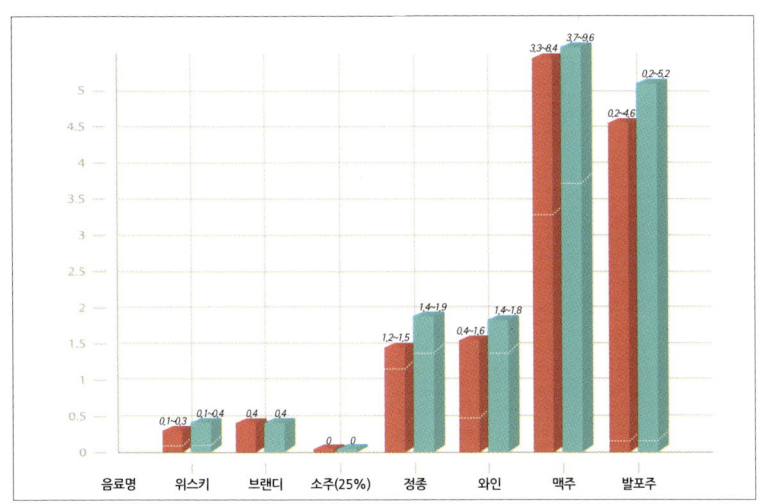

게 적정한 수준의 칼로리를 꾸준히 유지하는 것이 중요하다. 단, 통풍에 안 좋은 음식인 육류 중심의 식사는 채소 중심의 식사에 비해 소변 중에 배설하는 요산량이 많아 산성뇨가 되기 쉽다고 알려져 있다. 소변의 산성화는 요산 결석을 유발하는 요인이니 주의해야 한다. 고기를 먹어야 할 자리라면 통풍탕을 3봉 정도 미리 복용하면 통풍발작 없이 넘어갈 수 있다.

※ 요산 환산이란 주류(100㎖) 안에 포함된 푸린체가 모두 체내에 요산으로 대사될 때 생기는 요산의 양
※ 발포주란 맥아 비율이 67% 미만인 전통 일본술.

6-7 통풍완치

현대의학적으로 통풍은 평생 관리해야 하는 난치병이라고 한다. 그 이유는 퓨린이 함유된 음식이 쌓이면 몸에 요산이 쌓이게 되고 양약으로 요산을 배출해 주고, 통풍이 없으면 양약을 먹지 않고 있다가 또 퓨린이 쌓이면 다시 요산을 배출하는 약을 먹어야 한다. 또는 자이로릭을 평생 복용하면서 식단까지 조절해야 한다. 현재 양방치료는 이렇게 다람쥐 쳇바퀴 도는 듯하다.

결국에는 통풍이 발생하는 주기가 짧아지고 다른 부위로 옮겨 가며, 통풍 발작이 일어났을 때부터 통풍발작이 없어질 때까지의 기간이 길어진다. 이것은 통풍이 점점 만성화된다는 뜻이다. 그래서 양방에서 통풍은 평생 관리해야 하는 병이라고 얘기하고 있다. 하지만 모든 통풍 환자들은 일반인들과 똑같이 생활하는 것을 원한다. 통풍환자도 사회생활을 해야 하고 먹는 것의 즐거움을 찾기 때문에 일반인들과 같이 치킨도 먹고 맥주도 먹고 싶은 것이 통풍 환자들의 바람이다.

따라서 **통풍완치란 일반인들과 똑같이 식이조절이나 생활조절을 하지 않아도 통풍이 다시 발병하지 않는 것**을 통풍이 완치됐다고 하는 것이다.

그렇다면 통풍완치의 방법엔 무엇이 있을까? 일반인들의 혈액상태를 보면 적혈구들이 따로 떨어져서 움직이는 것을 볼 수 있다. 통풍 완치된 상태를 비유하자면 맑고 흐름이 빠른 계곡물이라고 볼 수 있다. 하지만 일반적인 통풍환자들의 혈액을 보면 적혈구들이 같이 모여서 다니는 연전현상을 볼 수 있다. 통풍 완치되지 않은 상태를 비유하자면 흐름이 좋지 않고 오염된 호숫물이라고 볼 수 있다. 따라서 일반인이나 통풍 완치된 사람들은 푸린이 함유된 음식을 먹어서 몸 안에 요산이 들어오더라도 퇴적되지 않고 잘 배출된다.

하지만 통풍 완치되지 않은 환자들은 요산이 배출되지 않고 몸 안에 퇴적되고 작은 요산 결정들이 형성되면서 다른 요산 결정들이 달라붙어 바늘 모양의 요산결정을 형성한다. 통풍 완치되지 않은 사람의 혈액 속 요산 결정들은 바늘 모양이기 때문에 찌르는 듯한 극심한 통증이 발생하게 된다. 통풍완치가 되지 않아 통증이 발생한 부위에는 바늘과 같은 요산 결정이 침착되어 있다고 볼 수 있다. 따라서 통풍완치를 위해 몸 자체의 혈액순환을 좋게 하여서 통풍 완치시키는 것은 오염된 호숫물을 맑고 깨끗한 계곡물로 바꾸는 것과 같다.

이렇게 통풍 완치시킨다면 퇴적된 요산은 자연스럽게 배출이 될 것이고 더 이상 식이조절이나 생활관리 역시 필요 없게 되는 것이다. 통풍완치가 되면 신장이라는 장기가 우리 몸의 노폐물을 배설해 줘서 하수구를 뚫어 주는 것 같은 역할을 할 수 있게 된다. 이렇게 된다면 자연스럽게 흐름이 좋아지기 때문에 푸린이 함유된 음식을 먹어도 몸 안에 요산이 침착되지 않고 통풍완치가 되는 것이다. 또한 통풍완치가 되면 이미 몸 안에 쌓여 있던 요산도 씻겨 내려가게 된다. 이것이 통풍완치이다.

7장
맺음말

그러면서 통풍탕에 대한 연구를 지속하여 결국 통풍탕으로 환자들을 진료하게 되었으며 95%의 놀라운 완치율을 보여 영국의 류마톨로지라는 잡지에 논문이 실리게 되었다.

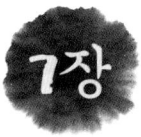

맺음말

필자는 오가닉한의원 대표원장으로 통풍으로 한의학 박사를 취득하였다. 본래 통풍이라는 병이 평생 관리해야 하는 병이고 완치가 되기 힘들다는 것도 알고 있었다. 필자는 경희대학교 한의과대학에서 대학원 생활을 하던 중 과음한 다음 날 통풍발작이 오게 되었다.

그 뒤로 통풍에 대한 많은 논문들을 읽으며 통풍에는 한의학적 치료가 양방치료보다 우수할 수 있다는 생각을 갖게 되었다. 또한 통풍에 침, 뜸, 부항과 같은 치료도 어느 정도 효과는 있지만 일시적일 뿐이며 결국에 통풍에 근본 치료는 한약으로 신장의 기능을 정상화시켜야 한다는 것을 알게 되었다. 그리고 통풍에 좋은 음식들을 연구하며 직접 먹어 보았고 시중에 통풍에 유명한 병원과 제품들을 섭렵하였다. 그러면서 통풍탕에 대한 연구를 지속하여 결국 통풍탕으로 환자들을 진료하게 되었으며 95%의 놀라운 완치율을 보여 영국의 류마톨로지라는 잡지에 논문이 실리게 되었다. 논문이 나오기 전까지 1,000명 이상의 통풍 환자들을 진료하였으며 논문이 나온 뒤로는 더욱더 많은 통풍환자들을 치료하고 있다.

통풍탕은 개인별로 처방이 다르지 않다. 이는 논문을 쓸 때 처방이 개인별로 다르면 객관적이지 않다는 이유로 논문이 출판되지 않기 때문이다. 따라서 통풍탕은 논문을 쓸 때의 처방 그대로 동일한 처방을 유지하고 있다. 하지만 오가닉한의원 내부적으로는 통풍탕이 세 가지로 준비되어 있다. 이는 환자의 상태에 따라 약재 비율이 약간씩 다르기 때문이다. 환자에 따라 통풍탕 기본처방으로 처음부터 통풍완치 때까지 처방하기도 하지만 치료가 더디거나 명현반응의 정도에 따라서 약재의 비율이 조금씩 달라지기도 한다.

이는 많은 통풍환자들을 보면서 자연스레 생긴 처방으로 기본 통풍탕에 약재가 추가되거나 빠지지는 않으며 약재의 비율만 조정된다. 아무쪼록 객관적이고 세계적으로 논문으로 인정받은 통풍탕으로 많은 통풍환자분들이 통풍완치를 경험하기를 바란다.

7-1 현재 의사가 얘기해 주지 않는 두 가지

첫째, 통풍은 유전인가? 많은 환자분들을 치료해 본 결과 통풍 자체는 유전이 아니다. 하지만 통풍을 일으키는 기저 증상들, 예를 들면 혈액의 점도가 높아지는 중성지방이나 콜레스테롤의 증가 또는 노폐물 배출이 잘 되지 않는 신장, 콩팥의 기능저하는 유전이다. 따라서 부모님이 통풍이 있다고 반드시 자식이 통풍에 걸리는 것은 아니지만 조심할 필요는 있다. 부모님이 상기한 콜레스테롤이 있다든지 신장질환(요로결석 같은 것)이 있었다면 자식들도 통풍이 걸릴 확률이 높다

둘째, 난 왜 이 부위가 아픈가? 일반적으로 통풍 환자들은 엄지발가락 부위에 통풍이 잘 발생하는데 특이하게 팔꿈치나 팔목, 발목, 아킬레스건 부위에도 종종 통풍을 호소하는 환자들이 있다. 통풍은 그 부위에 요산 결정이 쌓여서 생기는 것인데 그 부위 자체에 외상, 또는 압력이 많이 가해진다면 이는 마치 오염된 호숫물과 같은 혈액상태에 바위 덩어리가 생기는 것과 비슷한 상황이다. 우리 피부 겉을 손으로만 긁어도 딱지가 생기고 통증이 발생한다. 그런데 외상이나 압력에 의해서 근육이나 인대 쪽에 세포가 파열이 되었다면 그쪽에 상처를 치유하기 위해서 백혈구나 염증세포(TNF-α)들이 운집하게 되고 그것은 깨끗한 혈류의 흐름을 막아 요산이 침착되기 좋은 환경을 만들어 준다. 따라서 어떠한 부위에 통풍이 있다면 그 부위를 주무르거나 압력이 가해지는 행위를 하지 않는 것이 좋다. 하지만 옆의 부위의 혈액순환을 촉진하는 것은 좋은 활동이다. 예를 들어, 엄지발가락에 통풍이 생겼다면 꼭 맞는 구두를 신는 것은 추천하지 않는다. 엄지발가락이 뚫려 있는 슬리퍼를 신는 것이 좋고 혈액순환을 돕기 위해 종아리처럼 관절이 아닌 주변부위를 주물러 주는 것도 통풍에 도움이 된다.

7-2 오가닉한의원 통풍탕의 장점

필자는 현대의학에서 통풍 치료가 많이 미흡하다는 것을 알고 통풍 연구를 시작하였으며 그 결과 통풍의 한방치료에 대한 객관적인 논문을 발표하였다. 1,012명의 통풍환자에게 똑같은 통풍탕을 주었으며 그 중 95%가 완치되었으며 영국의 유명 저널인 류마톨로지에 2013년 논문이 게재되었다.

1,000명이 넘는 환자들을 하나의 의료기관에서 통제를 할 수 없었기 때문에 환자들은 나름대로 술, 고기를 섭취하는 등 일상생활을 하였다. 그런데도 불과하고 95%가 완치되었다는 것은 놀라운 결과이다.

하지만 신장 기능이 정상화되기 전에 생활습관과 식이조절이 망가진다면 치료기간이 길어지는 것을 볼 수 있다. 따라서 필자는 통풍이 완치된 후에는 일반인들과 같이 식이조절과 생활습관 관리가 필요 없다고 말을 하지만 신장의 기능이 정상화되어 몸의 혈액이 깨끗해지기 전에 섣불리 퓨린이 많은 음식을 섭취한다면 치료기간이 길어질 수 있다고 이야기한다.

Acupuncture research update: Arthritis UK on acupuncture for gout

NO COMMENTS

March 4, 2013 · by Sean Heneghan · Acupuncture, In the media, Research

In recent research into acupuncture for gout, Arthritis UK report that researchers have identified that acupuncture is an effective treatment for the condition.

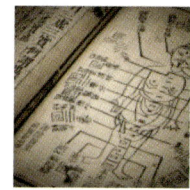

Researchers analysed the results of ten different randomized controlled trials including 852 patients. The research team found that six studies containing 512 patients made a strong case for reduction in the levels of uric acid in those patients who received acupuncture, and four studies comprising 380 patients also suggested a decline in the visual symptoms of the condition. Two of the studies reviewed showed no significant difference of treatment, but on the whole the review favored acupuncture with the lead researcher Won Bok Lee noting *"The results of the studies included here suggest that acupuncture is efficacious as complementary therapy for gouty arthritis patients"*.

Gout is a condition of acute inflammatory arthritis in which uric acid levels rise in the blood and crystallize. Very often the condition affects the big toe in the foot but the condition can also manifest as kidney stones or urate nephropathy. The condition is marked by acute, intense pain and affects around 1.4% of the UK population, the prevalence of which increases with age to around 3% in women and 7% in men aged over 75 years.

As well as The Arthritis UK page on acupuncture for gout which you can find here, patients curious about how acupuncture can help may also be interested in The British Acupuncture Council's fact sheet detailing previous evidence of acupuncture in the treatment of the condition. You can find The British Acupuncture Council's page here:

http://www.acupuncture.org.uk/a-to-z-of-conditions/a-to-z-of-conditions/gout.html

This systematic review is an additional piece of research which has been published in recent months suggesting acupuncture offers benefit for a number of arthritic conditions. Arthritis UK's new report on complementary therapies showed recently acupuncture's effect on low back pain, osteoarthritis and fibromyalgia, all of which indicate acupuncture is a safe, effective treatment that may help patients with common chronic pain conditions better manage their health.

If you're interested in either acupuncture in milton keynes or Berkhamsted please feel free to contact me on 07717 515 013 with any questions you might have.

Review suggests acupuncture an effective complementary treatment for gout

Published on 26 February 2013

Research published in the journal Rheumatology suggests that acupuncture is an effective complementary treatment for patients suffering from gout.

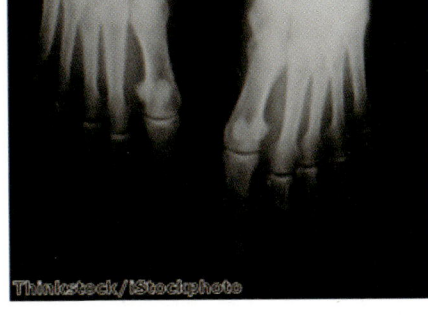

The painful condition is characterised by a build-up of uric acid crystals in the joints and tissues that can lead to inflammation, intense pain and flaky skin over affected areas. Often, it affects the joint of the big toe.

Colleagues at Kyung Hee University in South Korean capital of Seoul analysed the results of ten different randomised controlled trials involving 852 gout patients to come to the conclusion.

In total, records from five different electronic databases were searched including lists of English and Chinese trials. All those involving acupuncture in combination with conventional gout therapy were included in the systematic review.

The team found that six studies containing 512 patients made a strong argument for reduction in uric acid levels in gout patients who had received complementary acupuncture treatment as compared to the control group. A further two studies containing 120 patient records indicated no significant difference.

Four studies comprising 380 patients also suggested a significant decline in the visual signs of the painful arthritic condition among members of the treatment group.

Overall, the team – led by Won Bok Lee of the university's Department of East-West Medicine, concluded that acupuncture is effective when combined with traditional gout treatments.

"The results of the studies included here suggest that acupuncture is efficacious as complementary therapy for gouty arthritis patients," they wrote.

"More research and well-designed, rigorous and large clinical trials are necessary to address these issues."

Arthritis Research UK's new complementary therapies report showed that acupuncture is effective in relieving the pain of low back pain, osteoarthritis and fibromyalgia. The charity is currently running a trial to examine the effectiveness of a nurse-led package of care for gout patients in a general practice setting.

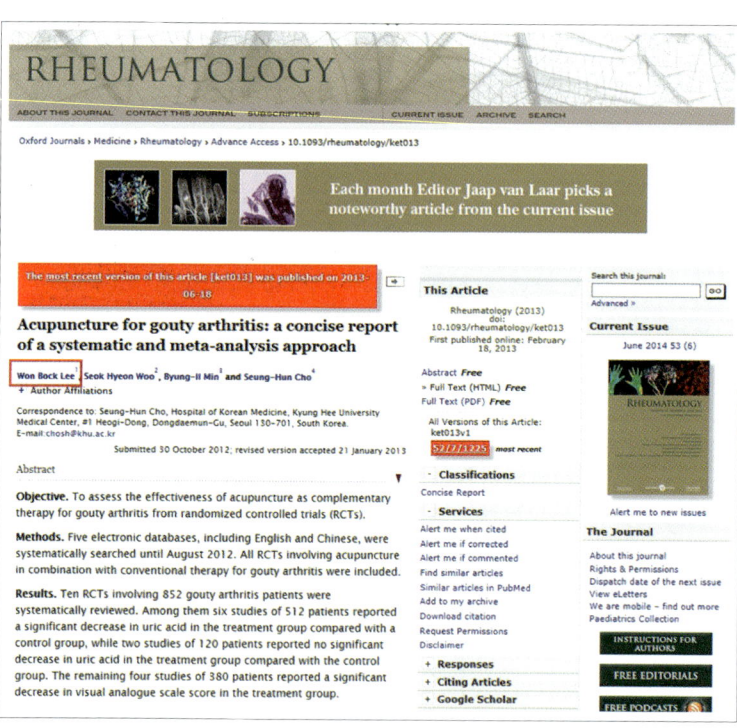

Fight Gout with Acupuncture - New Research

ON 24 FEBRUARY 2013.

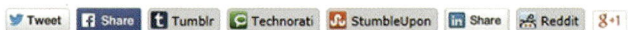

New research concludes that acupuncture is effective for the treatment of gouty arthritis. A meta-analysis of ten studies with a total of over 850 test subjects reveals that acupuncture helps to reduce uric acid levels for patients with gouty arthritis. In addition, subjects demonstrated clinical improvements by means of the visual analogue scale.

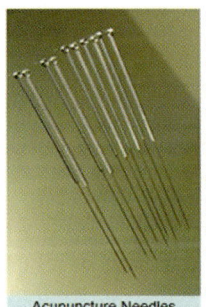

Acupuncture Needles

Historically, acupuncture has been documented to treat several forms of arthritis including osteoarthritis, rheumatoid arthritis and gouty arthritis. The new research, taken from controlled trials, investigated the measurable effects of acupuncture on uric acid levels. In gouty arthritis, elevated levels of uric acid in the blood lead to its crystallization in the tendons, joints and sinew. This triggers a powerful and often painful inflammatory response. The great toe is often affected at the metatarsal-phalangeal joint. Biomedicine treatments for gouty arthritis include medications including steroids, colchicine and nonsteroidal anti-inflammatory drugs. The new research concludes that acupuncture is an effective complementary modality to biomedical treatments.

Biomedicine physicians and Chinese medicine licensed acupuncturists both recommend dietary modifications for patients who are prone to gouty arthritis inflammatory episodes. Dietary causes account for over 10% of gouty arthritis attacks. Specific foods tend to trigger this type of gout, especially those with high levels of purine. Foods high in purine include organ meats, sardines, anchovies, mackerel, liver, scallops, mussels, herring and yeast. Alcohol and fructose sweetened foods are also associated with the triggering of gout. Many vegetables contain purine but vegetable source purine acts differently upon the body and does not contribute to gout. Although dairy products contain purine, they have been shown to reduce the incidence of gout.

The new findings are complemented by additional research demonstrating that electroacupuncture reduces the inflammation and damage to joint cartilage associated with arthritis. The research demonstrates that the application of electroacupuncture reduces articular joint degeneration. The level of joint cartilage preservation was confirmed with X-ray imaging.

There is an aging populace in the USA with a high prevalence of joint damage due to arthritis. Gouty arthritis affects approximately 2% of the population. The good news is that gout is treatable. Manual and electroacupuncture have proven to be an important part of a treatment regime to help prevent and treat gout.

References:

Lee, Won Bock, et al. "Acupuncture for gouty arthritis: a concise report of a systematic and meta-analysis approach." Rheumatology (2013).

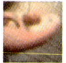

Agopuntura a Cagliari studio medico dott. Ignazio Farci
2013년 3월 14일

Lee, Won Bock; Woo, Seok Hyeon; Min, Byung-Il; Cho, Seung-Hun
Acupuncture for gouty arthritis: a concise report of a systematic and meta-analysis approach
Publication info: ARheumatology (Oxford, England) (Feb 18, 2013).
Abstract::
OBJECTIVE: To assess the effectiveness of acupuncture as complementary therapy for gouty arthritis from randomized controlled trials (RCTs).
METHODS: AFive electronic databases, including English and Chinese, were systematically searched until August 2012. All RCTs involving acupuncture in combination with conventional therapy for gouty arthritis were included.Results. Ten RCTs involving 852 gouty arthritis patients were systematically reviewed. Among them six studies of 512 patients reported a significant decrease in uric acid in the treatment group compared with a control group, while two studies of 120 patients reported no significant decrease in uric acid in the treatment group compared with the control group. The remaining four studies of 380 patients reported a significant decrease in visual analogue scale score in the treatment group.
CONCLUSIONS: The results of the studies included here suggest that acupuncture is efficacious as complementary therapy for gouty arthritis patients. More research and well-designed, rigorous and large clinical trials are necessary to address these issues.

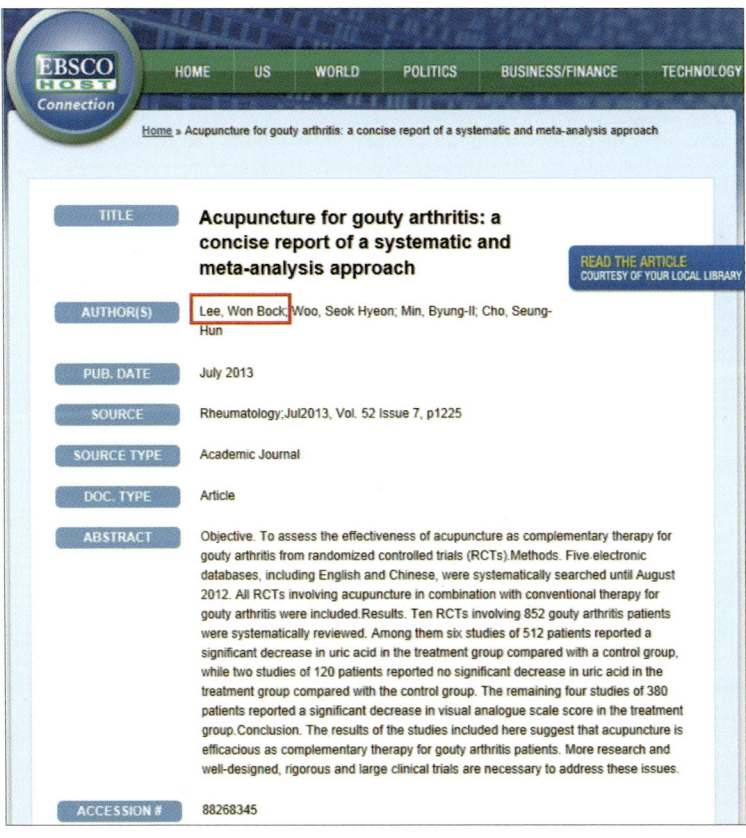

7장 맺음말 99

> **Fight Gout with Acupuncture - New Research**
>
> New research concludes that acupuncture is effective for the treatment of gouty arthritis. A meta-analysis of ten studies with a total of over 850 test subjects...
>
> Historically, acupuncture has been documented to treat several forms of arthritis including osteoarthritis, rheumatoid arthritis and gouty arthritis. The new research, taken from controlled trials, investigated the measurable effects of acupuncture on uric acid levels. In gouty arthritis, elevated levels of uric acid in the blood lead to its crystallization in the tendons, joints and sinew. This triggers a powerful and often painful inflammatory response. The great toe is often affected at the metatarsal-phalangeal joint. Biomedicine treatments for gouty arthritis include medications including steroids, colchicine and nonsteroidal anti-inflammatory drugs. The new research concludes that acupuncture is an effective complementary modality to biomedical treatments. Biomedicine physicians and Chinese medicine licensed acupuncturists both recommend dietary modifications for patients who are prone to gouty arthritis inflammatory episodes. Dietary causes account for over 10% of gouty arthritis attacks. Specific foods tend to trigger this type of gout, especially those with high levels of purine. Foods high in purine include organ meats, sardines, anchovies, mackerel, liver, scallops, mussels, herring and yeast. Alcohol and fructose sweetened foods are also associated with the triggering of gout. Many vegetables contain purine but vegetable source purine acts differently upon the body and does not contribute to gout. Although dairy products contain purine, they have been shown to reduce the incidence of gout.
> The new findings are complemented by additional research demonstrating that electroacupuncture reduces the inflammation and damage to joint cartilage associated with arthritis. The research demonstrates that the application of electroacupuncture reduces articular joint degeneration. The level of joint cartilage preservation was confirmed with X-ray imaging. There is an aging populace in the USA with a high prevalence of joint damage due to arthritis. Gouty arthritis affects approximately 2% of the population. The good news is that gout is treatable. Manual and electroacupuncture have proven to be an important part of a treatment regime to help prevent and treat gout.
>
> References:
> Lee, Won Bock, et al. "Acupuncture for gouty arthritis: a concise report of a systematic and meta-analysis approach." Rheumatology (2013).

7-3 생활 속에서 사용할 수 있는 민간요법

① 급성 통풍성 관절염이 있을 때는 절대 안정하면서 부목으로 고정하고 냉습포를 해 준다. 비비거나 마사지하는 것은 금물이다. 두부를 꼭 짜서 물기를 뺀 후 두부와 같은 양의 밀가루를 섞어 반죽한 다음 거즈에

두툼하고 고르게 펴서 환부에 붙인다. 마르면 자주 갈아붙인다. 혹은 치자 물을 내어 밀가루에 반죽해서 붙이는 것도 도움이 된다.

② 관절 부위나 발꿈치 등에 급작스럽게 통풍이 나타나 붉게 부어오르면서 아플 때에는 산치자 대황 황백 각 1량을 등분하여 가루를 낸 뒤 참기름에 혼합하여 연고처럼 하여 환부에 부착한다. 만 24시간이 지나면 갈아 붙인다.

③ 비만체의 경우 요산배설이 활발치 못할 때에는 우리나라 재래의 팥(적소두) 달인 물을 1일 2회씩 매회 커피 잔으로 2잔씩 15일간 연복하는 것이 좋다. 또는 율무 10.0돈(1량)씩을 차처럼 끓여 1일용으로 평생 마시면 통풍 예방도 되고 치료도 된다.

통풍은 올바른 치료를 받음으로써 통증을 없앨 수 있다. 그러나 통증이 없어지고 약을 복용하더라도 재발할 수 있고 요산치가 다시 높아지기도 한다. 따라서 한 번이라도 통풍에 걸린 사람은 그 후에도 의사의 지시를 받으면서 치료를 계속할 필요가 있다. 위의 민간요법은 단순한 민간요법으로 증상을 가라앉히는 데 도움은 될 수 있으나 근본적인 해결책은 아니다.

7-4 통풍 논문

Rheumatology Advance Access published February 18, 2013

RHEUMATOLOGY

Concise report

doi:10.1093/rheumatology/ket013

Acupuncture for gouty arthritis: a concise report of a systematic and meta-analysis approach

Won Bock Lee[1], Seok Hyeon Woo[2], Byung-Il Min[3] and Seung-Hun Cho[4]

Abstract

Objective. To assess the effectiveness of acupuncture as complementary therapy for gouty arthritis from randomized controlled trials (RCTs).

Methods. Five electronic databases, including English and Chinese, were systematically searched until August 2012. All RCTs involving acupuncture in combination with conventional therapy for gouty arthritis were included.

Results. Ten RCTs involving 852 gouty arthritis patients were systematically reviewed. Among them six studies of 512 patients reported a significant decrease in uric acid in the treatment group compared with a control group, while two studies of 120 patients reported no significant decrease in uric acid in the treatment group compared with the control group. The remaining four studies of 380 patients reported a significant decrease in visual analogue scale score in the treatment group.

Conclusion. The results of the studies included here suggest that acupuncture is efficacious as complementary therapy for gouty arthritis patients. More research and well-designed, rigorous and large clinical trials are necessary to address these issues.

Key words: gout, arthritis, gouty, acupuncture, concise report, systemic review, meta-analysis, randomized controlled trials.

Introduction

Gout, a result of hyperuricaemia above 390 μmol/l (6.5 mg/dl), is often associated with other metabolic disorders. Because of changing dietary and other lifestyle habits, at least 1-2% of all adults in the industrialized nations are now affected by gout. In the Framingham Study, 9.2% of men and 0.4% of women had hyperuricaemia, and 19% of these suffered from gout [1]. Management of gout generally requires the use of a combination of anti-inflammatory and urate-lowering agents, including colchicine, NSAIDs and glucocorticoids (anti-inflammatory), as well as probenecid and allopurinol (urate-lowering). While these urate-lowering agents are physiologically effective (with recommendations from the European League Against Rheumatism suggesting that a target serum urate of 6.0 mg/dl is optimal to reduce attacks), studies indicate that the quality of gout management is typically poor, owing to both patient and physician issues [2]. Although there are short-term benefits of drug treatment for gout, long-term pharmacological treatment often produces side effects. A number of NSAIDs are available to treat acute gout flare-ups [3]. Newer, better and safer medications are still needed.

Therefore, recent research has focused on complementary and alternative medicine (CAM) as effective treatment for gouty arthritis without significant adverse effects. Acupuncture is a particularly useful focus because it is popular with patients, especially for pain-related conditions [4]. In many diseases, preference for non-pharmacological treatment has resulted in the increased promotion and provision of complementary medicine, with acupuncture being one of the most popular options. For example, in May 2009, the UK National Institute for Health and Clinical Excellence recommended acupuncture as an appropriate treatment option for patients with persistent non-specific low back pain.

[1]Department of East-West Medicine, Graduate School, Kyung Hee University, [2]College of Korean Medicine, Kyung Hee University, [3]Department of Physiology, College of Medicine, Kyung Hee University and [4]Hospital of Korean Medicine, Kyung Hee University Medical Center, Seoul, South Korea.

Submitted 30 October 2012; revised version accepted 21 January 2013.

Correspondence to: Seung-Hun Cho, Hospital of Korean Medicine, Kyung Hee University Medical Center, #1 Heogi-Dong, Dongdaemun-Gu, Seoul 130-701, South Korea.
E-mail: chosh@khu.ac.kr

Among current CAMs, the effectiveness of acupuncture has been debatable. There have been some Chinese randomized controlled trials (RCTs) of acupuncture treatment for gouty arthritis, but there has been no systematic review and meta-analysis of acupuncture for gouty arthritis. Thus, we conducted this concise report of a systematic and meta-analysis approach to summarize and critically assess the evidence from RCTs proving that acupuncture is effective as treatment for gouty arthritis.

Methods

Search design

The following sources were used for the literature review until August 2012: AMED (Allied and Complementary Medicine Database), EMBASE, CINAHL (Cumulative Index to Nursing and Allied Health Literature), MEDLINE and the Cochrane Central Register of Controlled Trials.

The reference lists of articles were checked for current relevant publications, and experts were asked for information concerning any additional trials. Furthermore, a manual search was conducted for relevant journals, symposia and conference proceedings. All identified publications were cross-referenced. Personal contact was made with the authors of published studies, if necessary, to request additional data.

The search terms used were (Gout OR Arthritis, Gouty OR gout* OR tophus OR tophi OR tophaceous OR Gouty Arthritis OR Gouty Arthritides) AND (Acupuncture OR acupuncture OR Acupuncture Therapy OR Electroacupuncture OR Acupuncture, Ear OR Meridians OR ear acupuncture OR meridian* OR auriculotherapy OR auricular acupuncture OR electroacupuncture OR electro acupuncture OR electroacupunc* OR electrical acupuncture OR acupoint OR acupoint injection OR acupoint injections OR acupuncture point OR acupuncture points OR chinese acupuncture NOT Moxibustion* NOT Acupuncture Analgesia) AND (randomized controlled trial OR clinical trial OR random* OR placebo* OR drug therapy OR trial OR groups NOT (Animals NOT Humans)). Since all the various databases searched for this review possessed their own subject headings, each database was searched independently. No language restrictions were imposed.

Study selection

Our review was restricted to RCTs that compared acupuncture with a control group, which included western pharmacological treatments, to assess the efficacy of acupuncture for the treatment of gouty arthritis. No restriction was imposed on studies with respect to publication type, language, blinding and the type of design, such as parallel or crossover. Crossover trials were included as long as outcome data were available for each treatment segment prior to the crossover. This review excluded quasi-randomized trials.

Quality assessment

From each trial, we (L.W.B. and W.S.H.) independently selected the endpoint data of the main outcomes measured at the end of the acupuncture treatment. The details of this procedure have been explained elsewhere [5]. We preferred continuous to binary data because most of the eligible trials reported continuous outcomes. Further information was requested from the authors when articles contained inadequate information to make a decision about eligibility. The quality assessment of all studies was undertaken following the description of these categories as described in the Cochrane Handbook for Systematic Reviews of Interventions [6]. The studies were assessed by reviewers in six domains by seven tools. Selection bias was examined by random sequence generation and allocation concealment. Performance bias was examined by blinding of participants and personnel. Detection bias was examined by blinding of outcome assessment. Attrition bias was examined by incomplete outcome data. Reporting bias was examined by selective reporting. Other bias was examined by other sources of bias. This review used Y, U and N as keys to summarize the reports found. An answer yes indicated a low risk of bias (Y), unclear indicated an uncertain risk of bias (U) and no indicated a high risk of bias (N).

Statistical analysis

The study data were summarized using basic statistics by simple counts and means. The main purpose of the analyses was to quantify and compare the effect of the controlled trials of the group provided with only acupuncture (treatment group) versus the group provided with only conventional therapy (control group) for gouty arthritis patients.

The mean difference (MD) for changes in the continuous scale scores of gouty arthritis symptoms as a degree of reduction in severity of pain and uric acid, and the risk ratio (RR) for responder rates with improved and unimproved gouty arthritis symptoms, with their 95% CI, were calculated using Review Manager (Rev-Man) software (version 5.1 for Windows; The Nordic Cochrane Centre, Copenhagen, Denmark) individually in each trial. For duplicated publications and companion papers of a primary study, the yield of information was maximized by simultaneously evaluating all available data. Whenever it was difficult to determine whether two papers represented duplicate publications of one study or two separate studies (for example, clinical trials performed in the same hospital during the same period), the original publication (usually the oldest version) was given priority, and all others were excluded. Effect sizes were not pooled because of the small number of studies and the clinical heterogeneity of the trials.

Results

Study description

An initial search identified 57 potentially relevant articles of which only 10 studies [7–16] met our inclusion criteria and thus were subjected to our systematic review. Two articles were in English and eight articles in Chinese.

A total of 46 articles were initially excluded because they did not meet our inclusion criteria. Among them, 11 articles were excluded because of duplication with other articles or clearly irrelevant titles. Another 21 articles were excluded after abstract review. With more detailed evaluation of each article, 14 more articles were excluded. Three articles were duplicated and 11 articles did not match our inclusion criteria. After further evaluation regarding randomization, one article that was not a RCT was excluded. The remaining 10 studies, involving 852 subjects, met our inclusion criteria and were systematically reviewed.

The intervention varied considerably across the trials. All studies based the acupuncture point selections on Traditional Chinese Medicine meridian theory. Various acupoints for acupuncture treatments were used in the included RCTs; the SP6 acupuncture point was commonly used in six trials, and ST36 acupuncture point was second commonly used. Acupuncture was administered from 5 to 15 days, daily [8-12, 14, 15] or every other day [7, 16], for 20-30 min at each session. Needle stimulation was given manually in four RCTs [9, 11, 13, 14] and electrically (2 and 100 Hz) in six RCTs [7, 8, 10, 12, 15, 16]. Four RCTs [11, 13-15] reported de qi sensation. These data are reported in the included study for Standards for Reporting Interventions in Clinical Trials of Acupuncture (STRICTA) recommendations [17]. Two trials were conducted by Zou et al. [15, 16]. Key data are summarized in Table 1.

Uric acid

We identified eight trials [8-12, 14-16] (632 patients) that reported on uric acid. The pooled analysis showed that acupuncture therapy alone decreased uric acid more than western therapy (MD = 30.37; 95% CI 4.28, 56.47; $P < 0.00001$). The randomized-effects model was used because of heterogeneity of the results of trials ($\chi^2 = 43.67$ with 7 df; $P = 0.02$) (Fig. 1A). Two trials [12, 15] reported a worse effect than the control group on uric acid. In these two trials, there were three groups. Yin et al. [12] include an electroacupuncture combined with western medicine group, and Zou et al. [15] include an electroacupuncture group with different stimulation (100 Hz).

Visual analogue scale

We identified four trials [8, 14-16] (380 patients) that reported on visual analogue scale (VAS). The pooled analysis showed that acupuncture therapy alone improved the VAS more than western therapy (MD = 2.23; 95% CI 1.39-3.08; $P < 0.0001$). The randomized-effects model was used because of intertribal heterogeneity of the results of trials ($\chi^2 = 25.76$ with 3 df; $P < 0.00001$) (Fig. 1B).

Discussion

This systematic review of the 10 RCTs investigated the efficacy of acupuncture therapy alone in gouty arthritis patients. To our knowledge, this is the first systematic review and meta-analysis that has specifically investigated the use of all types of acupuncture for gouty arthritis following the standard guidelines of QUOROM recommendations for the reporting of systematic reviews and meta-analysis [18]. There were no restrictions applied to language, and a number of literature databases were searched using a comprehensive search strategy.

There are some reviews where acupuncture is effective against pain non-specifically [19]. Some RCTs suggest that acupuncture has no specific efficacy over placebo [20]. Unlike these studies, this review was conducted not only about VAS but also about uric acid. Furthermore, this study was conducted on acupuncture vs western medicine not acupuncture plus western medicine vs western medicine like other reviews. So, this study can directly compare the effectiveness of acupuncture against that of western medicine. Consequently, this study suggests that acupuncture treatment has an effect on gouty arthritis with uric acid and also has a non-specific effect on pain. As distal points and ashi points were used in all trials, this study does not suggest that decreased uric acid and pain is a segmental or non-segmental acupuncture effect.

This study had several limitations. First, the quality evaluation of the studies was not highly detailed. The allocation sequence generation and concealment were unclear in all studies. Blinding of participants, personnel and outcome assessment were not mentioned or were not done properly in all the studies.

Second, among 10 articles, only 2 [9, 13] were written in English. The remaining 8 articles were written in Chinese, which reduces accessibility for other researchers and limits further research based on the results of those studies.

Also, as the quality of the trials in this study is generally weak, further high-quality trials are needed to assess the effectiveness of acupuncture in gouty arthritis patients. There is no clear information about how acupuncture works on gout. So research is needed to describe the mechanism of its effect. First, in vitro experiments should be conducted, followed by in vivo experiments. Researchers should consider studying the effect of using acupuncture and western medicine at the same time.

In conclusion, this concise report of a systematic and meta-analysis approach demonstrates significant efficacy of acupuncture treatment vs standard therapy in improving quality of life and decreasing uric acid. More controlled trials are worth performing to investigate other efficacy measures of potential interest. In addition, more RCTs should be investigated to determine the role of acupuncture treatment in gouty arthritis.

Rheumatology key messages

- This is the first systematic review and meta-analysis of acupuncture in gouty arthritis.
- This study demonstrates efficacy of acupuncture treatment in decreasing VAS and uric acid in gout.

TABLE 1 Characteristics of acupuncture RCTs for gouty arthritis

Study/location	Participants (n)/mean age (age range), years	Intervention type/treatment frequency (treatment period)/treated acupoints	Type of control group	Main outcome/result	Quality assessment
He [7]/China	60/(28–67)	EAT, point-injection (lidocaine)/every other day (5 days)/SP4,6, ST36, KI3 and adjunctive points	Point-injection (lidocaine 25 mg)/3 times per day (10 days)/adjunctive points	Effective rate EAT, point-injection vs point-injection (100% vs 94%, $P < 0.01$) Significant difference in occurrence of side effect ($P < 0.01$)	U-U-Y-Y-U-Y
Liu et al. [8]/China	100/55.14 (33–74)	Local blocking and EAT/daily (7 days)/SP1,6,9, ST36,40, LR3 and adjunctive points	Indomethacin 25 mg, allopurinol 100 mg, 3 times per day	Effective rate local blocking and EAT vs control (96.4% vs 84.1%, $P < 0.05$) Significant difference in pain scores ($P < 0.01$) Pain scores in local blocking and EAT is better than that of control ($P < 0.01$) Significant difference of uric acid in blood ($P < 0.01$) Uric acid in blood in local blocking and EAT is better than that of control ($P < 0.01$)	U-U-Y-Y-U-Y
Ma [9]/China	72/42.125 (29–78)	AT/daily (10 s)/SP6,10, BL22,23, CV3,4, KI3 and adjunctive points	Allopurinol 100 mg, 2–3 times per day. If with arthrocele, add brufen 0.2 g, 3 times per day	Effective rate AT vs control (95.24% vs 63.33%, $P < 0.01$) Significant difference in uric acid, blood creatinine, urea nitrogen, 24-h urinary protein content in AT ($P < 0.01$) Significant difference in uric acid in control ($P < 0.05$)	U-U-Y-Y-U-Y
Xie et al. [10]/China	90/(56)/[40–71]	EAT/daily (10 days)/SP6,9, ST40 and adjunctive points	(1) Allopurinol 100 mg, twice a day (2) Probenecid 0.25 g, twice a day	Significant difference in uric acid in blood ($P < 0.01$) Uric acid in blood in EAT is better than that of (2) control ($P < 0.01$) Uric acid in blood in (1) control is better than that of (2) control ($P < 0.01$) Significant difference in uric acid in urine in EAT, (2) control ($P < 0.01$) Uric acid in urine in EAT is better than that of (1) control ($P < 0.01$) Uric acid in urine in (1) control is better than that of (2) control ($P < 0.01$) Effective rate EAT vs (1) control vs (2) control (93.3% vs 83.3% vs 80.0%)	U-U-Y-Y-U-Y

(continued)

TABLE 1 Continued

Study/ location	Participants (n)/mean age (age range), years	Intervention type/treatment frequency (treatment period)/ treated acupoints	Type of control group	Main outcome/result	Quality assessment
Xie et al. [11]/ China	60/60.2 (32–67)	AT/daily (15 days)/local affected area and adjunctive points	Indomethacin and allopurinol, 3 times per day for 15 days	Effective rate AT vs control (93.3% vs 80.0%, $P < 0.01$) Significant difference in uric acid in blood ($P < 0.05$) Uric acid in blood in AT better than that of control ($P < 0.05$)	U-U-Y-Y-U-Y
Yin et al. [12]/ China	100/60.78 (31–72)	EAT/daily (6 days)/ST36,40 and adjunctive points	Indomethacin tid and benzbromarone qd, for 6 days	Effective rate EAT vs control (90% vs 86.7%, $P < 0.05$) Significant difference in uric acid in blood ($P < 0.05$) Uric acid in blood in AT better than that of control ($P < 0.05$)	U-U-Y-Y-U-Y
Zeng [13]/ China	60/(26–57)	AT point-injection (chishao, dexamethasone)/LR3, LI4, SP1,6,10, GB39, TE5 and adjunctive points	AT/LR3, LI4, SP1,6,10, GB39, TE5 and adjunctive points	In acupoint-injection and acupuncture group, 15 and 9 cases had marked improvement, 12 and 10 were effective, and 3 and 11 failed in treatment, with the total effective rates being 90% and 63.3%, respectively. Acupoint-injection is significantly superior to acupuncture in therapeutic effect.	U-U-Y-Y-U-Y
Zhou et al. [14]/China	160/45.9 (36–65)	AT/daily (5 days)/ST36, LI11, SP6,10 GB34 and adjunctive points	Indomethacin 25 mg, 3 times per day for 5 days	The curative rate was 52.5% (42/80) in acupuncture group, which was superior to 22.5% (18/80) in indomethacin group ($P < 0.01$). In the acupuncture group, analgesia efficacy was better than in the indomethacin group ($P < 0.01$) and the effect on reducing BUA and ERS levels was same as that in the indomethacin group (all $P > 0.05$). After treatment, ALT and AST levels had no changes in the acupuncture group, but they apparently increased in the indomethacin group (all $P < 0.01$)	U-U-Y-Y-U-Y
Zou et al. [15]/ China	90/(31–72)	(1) EAT (100 Hz)/daily (6 days)/SP6, ST36 and adjunctive points (2) EAT (2 Hz)/daily (6 days)/SP6, ST36 and adjunctive points	Indomethacin 25 mg, allopurinol 100 mg, 3 times per day	Effective rate (1) EAT vs (2) EAT vs control (86.7% vs 100% vs 90%) (2) EAT vs (1) EAT ($P < 0.01$) (1) EAT vs control ($P > 0.05$) Significant difference in pain scores ($P < 0.01$)	U-U-Y-Y-U-Y

(continued)

TABLE 1 Continued

Study/location	Participants (n)/mean age (age range), years	Intervention type/treatment frequency (treatment period)/treated acupoints	Type of control group	Main outcome/result	Quality assessment
				Pain scores in (2) EAT better than in (1) EAT, control ($P < 0.01$)	
				Pain scores in (1) EAT better than in control ($P < 0.01$)	
				Initiating and sustaining time of analgesia in (1) EAT, (2) EAT better than control ($P < 0.01$)	
				Initiating and sustaining time of analgesia in (2) EAT better than (1) EAT ($P < 0.01$)	
				Significant difference in uric acid in blood ($P < 0.01$)	
				Uric acid in blood in (1) EAT, (2) EAT better than control ($P < 0.01$)	
				Significant difference in uric acid in urine ($P < 0.01$)	
				Uric acid in urine in (1) EAT, (2) EAT better than control ($P < 0.01$)	
Zou et al. [16]/China	60/(31–72)	EAT, point-injection/every other day (3 s)/SP6, ST36 and adjunctive points	Indomethacin 25 mg, allopurinol 100 mg, 3 times per day	Effective rate EAT, point-injection vs control (100% vs 93.3%, $P < 0.01$)	U-U-Y-Y-Y
				Significant difference in pain scores ($P < 0.01$)	
				Pain scores in EAT, point-injection better than control ($P < 0.01$)	
				Significant difference in uric acid in blood ($P < 0.01$)	
				Uric acid in blood in EAT, point-injection is better than control ($P < 0.01$)	

EAT: electroacupuncture treatment; AT: acupuncture treatment.

Fig. 1 Meta-analysis of acupuncture therapy versus western therapy.

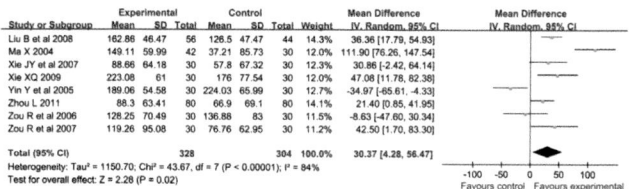

(A) Effect of acupuncture therapy on uric acid. (B) Effect of acupuncture therapy on VAS.

Funding: This work was supported by the National Research Foundation of Korea (NRF) grant funded by the Korea government (MEST) (No. 2012-0005755).

Disclosure statement: The authors have declared no conflicts of interest.

References

1 Tausche AK, Jansen TL, Schroder HE et al. Gout—current diagnosis and treatment. Dtsch Arztebl Int 2009;106: 549-55.
2 Singh JA, Hodges JS, Toscano JP et al. Quality of care for gout in the US needs improvement. Arthritis Rheum 2007; 57:822-9.
3 Willburger RE, Mysler E, Derbot J et al. Lumiracoxib 400 mg once daily is comparable to indomethacin 50 mg three times daily for the treatment of acute flares of gout. Rheumatology (Oxford) 2007;46:1126-32.
4 Bishop FL, Barlow F, Coghlan B et al. Patients as healthcare consumers in the public and private sectors: a qualitative study of acupuncture in the UK. BMC Health Serv Res 2011;11:129.
5 Schuler MS, Durdak C, Hol NM et al. Acupuncture treatment of geriatric patients with ischemic stroke: a randomized, double-controlled, single-blind study. J Am Geriatr Soc 2005;53:549-50.
6 Higgins JPT, Green S. Chapter 8: Assessing risk of bias in included studies. Cochrane Handbook for Systematic Reviews of Interventions. The Cochrane Collaboration, 2008.
7 He YG. Treatment of electric acupuncture combined with injectio ad acumen for acute gouty arthritis. Modern Journal of Integrated Traditional Chinese and Western Medicine 2008;383-4. http://www.mrw.interscience.wiley.

com/cochrane/clcentral/articles/932/CN-00796932/ frame.html (23 August 2012, date last accessed).
8 Liu B, Wang HM, Wang FY. [Observation on therapeutic effect of electroacupuncture combined with local blocking therapy on acute gouty arthritis]. Zhongguo Zhen Jiu 2008; 28:659-61.
9 Ma X. Clinical analysis for the acupuncture treatment in 42 cases of gouty renal damage. J Tradit Chin Med 2004;24: 185-7.
10 Xie JY, Wang L, Li QX et al. [Study on mechanisms of electroacupuncture treatment of acute gouty arthritis]. Zhongguo Zhen Jiu 2007;27:898-900.
11 Xie XQ, Cao YX, Li F et al. [Observation on therapeutic effect of surrounded needling therapy on acute gouty arthritis]. Zhongguo Zhen Jiu 2009;29:375-7.
12 Yin Y, Zhang HX, Zhang TF. [Clinical observation on electroacupuncture combined with medicine for treatment of acute gouty arthritis]. Zhongguo Zhen Jiu 2005;25: 683-5.
13 Zeng Z. Observation on the therapeutic effect of acupoint-injection for treatment of gouty arthritis. World J Acup-Moxi 2001;46. http://www.mrw.interscience.wiley. com/cochrane/clcentral/articles/709/CN-00676709/ frame.html (23 August 2012, date last accessed).
14 Zhou L, Xu QF, Zhang WS. [Comparative observation of the efficacy on acute gouty arthritis between acupuncture combined with infrared irradiation and western medicine]. Zhongguo Zhen Jiu 2011;31: 787-9.
15 Zou R, Zhang HX, Zhang TF et al. Treatment to acute gouty arthritis with electro-acupuncture at different frequencies versus medication. Chin J Clin Rehabil 2006;10: 188-9.
16 Zou R, Zhang HX, Zhang TF et al. [Observation on therapeutic effect of electroacupuncture combined with

acupoint-injection on acute gouty arthritis]. Zhongguo Zhen Jiu 2007;27:15-7.

17 MacPherson H, Altman DG, Hammerschlag R et al. Revised STandards for Reporting Interventions in Clinical Trials of Acupuncture (STRICTA): extending the CONSORT statement. PLoS Med 2010 7:e1000261.

18 Moher D, Cook DJ, Eastwood S et al. Improving the quality of reports of meta-analyses of randomised controlled trials: the QUOROM statement. QUOROM Group. Br J Surg 2000;87:1448-54.

19 Vickers AJ, Cronin AM, Maschino AC et al. Acupuncture for chronic pain: individual patient data meta-analysis. Arch Intern Med 2012;10:1-10.

20 White P, Bishop FL, Prescott P et al. Practice, practitioner, or placebo? A multifactorial, mixed-methods randomized controlled trial of acupuncture. Pain 2012; 153:455-62.

7-5 환자 체험기

아래의 환자 체험기는 실제 오가닉한의원의 환자 체험기로 www.oragnic7700.com으로 방문하시면 이용후기에서 직접 확인 가능하십니다.

2015.02.08. 〈글쓴이 : 약손〉

엄지발가락이 붓고 아파서 병원에서 진료해 보니 통풍이라면서 통풍 치료약을 주고 증상이 좋아지니 자이로닉을 처방해 주더군요. 나이가 45세인데 혈압이나 당뇨처럼 계속 약을 먹을 걸 생각하니 앞이 캄캄했습니다 그래서 인터넷을 검색하던 중 오가닉한의원을 알게 되었습니다.
오가닉한의원에 들러서 진료하니 원장님이 3개월 정도면 괜찮아질 거라는 이야기를 해 주셨습니다. 그래서 2014년 10월 20일부터 3개월간 정성껏 약을 먹었습니다. 물론 생활에도 신경을 썼습니다. 일단 술은 3개월간 거의 안 먹었습니다. 발가락에 무리가 가는 등산도 안 했습니다. 식사는 거르지도 폭식도 안 하려고 노력했습니다. 처음에 한의원에서 혈액검사를 해 보니 요산수치도 정상수치보다 높았고 적혈구가 엉켜 있었습니다. 약을 먹고 2개월 후에 검사를 해 보니 생각만큼 좋아지지 않아 걱정을 좀 했습니다. 원장님이 약성분 비율을 달리해서 지어 주셔서 한 달간 열심히 먹었습니다. 그 후 검사해 보니 신기하게 요산수치도 6으로 떨어졌고 적혈구가 엉긴 것도 풀렸습니다.
저도 좋았지만 원장님도 많이 좋아해 주셨습니다. 요즘은 운동은 수영을 하고 있고 술은 피할 수 없을 땐 적당히 즐깁니다. 식사는 골고루 먹고 있고 거르거나 폭식하지 않으려 하고 있습니다. 물도 하루에 2리터 정도 먹으려 노력 중입니다. 운동도 너무 격심하게는 안 하려 노력 중입니다. 격심한 운동, 땀 많이 흘리는 운동도 요산수치를 올린다고 하네요. 좋아지긴 했지만 그래도 방심하지 않고 생활습관 잘 지키고 혈액검사도 간간히 하면서 유의하려 합니다. 오가닉한의원을 빨리 만난 게 행운이라 생각하며 원장님께 감사드립니다. 통풍으로 고생하시는 분들이 많으실 거라 생각됩니다. 오가닉한의원 믿고 지시에 잘 따른다면 좋은 결과가 기다릴 겁니다.

긴 글 읽어 주셔서 감사합니다.

14.08.16. 〈글쓴이: 포항〉

2013년 9월 처음 통풍 발작을 하였습니다(요산수치 7.5). 종합병원 류마티스 내과에서 진료하여 통풍약을 처방받아서 복용했는데 6일쯤 되니 통증도 사라지고 걷는 데 아무 문제가 없었습니다. 이때부터 통풍예방약 복용, 요산 떨어트리는 자이로닉을 하루 2알 복용, 술은 한 잔도 마시지 않고 생활했었죠. 그렇게 시간은 흘러 2014년 5월에 다시 통증이 왔습니다. 약을 꾸준히 먹었는데 왜 또 통풍이 온 것일까 ㅠㅠ 다시 병원 류마티스 내과에 갔습니다.

피검사결과 요산 수치 6.5 나왔습니다. 의사쌤은 명확한 말씀을 안 해주시고 진통제랑 약을 처방해 주겠다고만 하네요. 아~~~ 또 작년처럼 걷지 못하겠구나 생각했습니다. 도저히 이대로는 안 될 것 같아 진짜 제가 통풍인지 확진을 받아 보려고 인터넷 검색하니 류마ㅇ내과에서 피검사, 초음파검사, 편광현미경으로 요산결정을 뽑아서 보는 검사까지 다 하신다고 하여 포항에서 대구로 원정을 갔습니다. 병원에서 피 뽑고 엑스레이 찍고 초음파 보면서 요산결정 뽑고 나니 통증이 좀 가시는 겁니다. 결과가 나와서 보니 편광현미경으로 볼 때 확실히 요산결정이 보였습니다.

제가 통풍이 맞다고 하시면서 초음파 찍은 것도 보여 주시며 결정이 2013년 처음 발병한 곳(왼쪽 엄지발가락)은 약간 남아 있고 두 번째 발병한 곳(오른쪽 엄지발가락)은 왼쪽보다 2배가 많다고 하는 겁니다. 똑같이 처방은 약뿐이더군요. 그래도 내가 통풍이니깐 일단은 아프지 않게 하자고 맹세했죠. 이때부터 고기류도 절대 안 먹었습니다. 시간이 흘러 인터넷 검색하다 한약만으로 통풍 완치한다고 하여 유심히 찾아보았습니다. 바로 그곳은 오가닉한의원이었습니다.

오가닉한의원은 모든 통풍환자에게 똑같은 처방으로 하여 실험을 했으니 더 좋지 않을까 생각을 하게 되더군요. 그래서 바로 상담을 했죠. 원장님이 상당히 친절히 설명해 주셨습니다. 한마디 뺑도 없이 제가 여쭤보는 건 짜증내시지 않고 뭐든 답해 주시는 겁니다. 원장쌤 말씀 듣고 60봉을 주문했습니다. 어떻게 복용하는지 다시 한 번 보았는데 처음 드시면 이상증상이 올 수 있다고 하더군요. 마음 단단히 먹었습니다. (그래 아픈 거 다시 견디어 보자^^) 8월 13일 저녁 6시에 한약이 도착했습니다. 일 끝나자마자 집에 가서 한 봉 물에 섞어서 마셔 보았는데 꼭 양파즙 맛이랑 비슷하더라구요. 그리고 11시에 다시 한 봉을 찬물에 타서 마시고 잤습니다. 헉 이럴 수가. 하루 만에 명현현상인지는 모르나 오른쪽 발가락이 아픈 겁니다. (이런 왜 아픈겨) 좀 있음 괜찮아지겠지 하고 일을 하러 가려고 신발을 신었는데 이건 또 뭔가요. 걸을 때는 아프지 않은 겁니다. 손으로 만지면 아프긴 하지만 걸을 때는 통증이 전혀 없는 겁니다.

원장님께 바로 전화해서 여쭤 보니 명현현상이 빠르다면서 놀라시는 겁니다. 요산결정이 빠지면서 아픈 거니 걱정하지 말라 하시구요. 그래서 내일이 되면 아프지 않겠지 하고 일을 끝내고 집에 가서 바로 약을 또 먹었습니다. 다음날 일어나니, 헐 미세한 통증만 있을 뿐 괜찮은 겁니다ㅋㅋㅋㅋㅋ 웃었죠.

두 번째 통풍발작이 왔을 때 통풍발작지점에 빨간 멍 같은 게 계속 있었는데 오늘 아침에 보니깐 그게 사라진 겁니다. 완전 신기! 왼쪽 발이랑 같은 색깔로 돌아온 겁니다.

ㅎㅎㅎ또 웃었죠. 진짜 통풍 치료가 되는구나. 원장님 말로는 4개월만 복용하면 완치가 된다고 하셨는데 꾸준히 먹어 보렵니다.